跟法國
芳療天后
學保養

6 款必備精油，300 種實用配方，
從個人美容紓壓，到全家身心照護都能搞定

丹妮兒‧費絲緹——著

心意——譯

6 ESSENTIAL OILS
YOU CAN'T DO WITHOUT　Danièle Festy

各界推薦

感謝遠流出版社的引進,中文版在英文版半年之內問世,實在是華文世界讀者的福氣。費絲緹女士的上一本書強調精油治療,這本書從居家運用的芳香照護開始,呼應近年來芳療界從芳香治療轉往芳香照護的趨勢。沒有醫護背景的讀者,可以跟著書上居家配方放膽玩香氣,若是跟治療疾病有關,也記得跟醫師合作、用較低的精油劑量照護自己、支持身體自癒力。

——Alysa 曾鈺善／芳療主播

踏入芳療與藥草的世界後,被植物療癒能力懾服的我,持續探究芳香物質的一切。各種相關知識與期刊的研讀,認真下功夫都不是問題,最大的挑戰來自長輩與芳療圈外的好友們。如何以淺顯的語言說明,讓大家可以輕易在生活中運用精油,為自己做預防保健,得要有相當的功力。本書適合推薦給忙碌的居家照護者,備好六種精油,就可以照顧一家人。

——女巫阿娥／芳香療法與香藥草生活保健作家

身為對太多瓶瓶罐罐卻步,又期待第一次調香就不失手的精油入門者,這本書簡直是天上掉下來的寶物。作者的調香功力深厚,讓簡單的保養油添上一千零一夜般魔幻的玫瑰香氣;夏天也不必再靠化學的制汗劑,基礎油裡加一兩滴精油,身上就有薄荷清爽的氣息。芳療天后費絲緹,用六款基礎精油,就在平凡的生活上撒灑了魔幻的色彩。

——柚子甜／作家、心靈工作者

初入精油世界時最煩惱的事情就是「這個也想買、那個也想買」,花了許多錢卻發現使用率仍然不高。本書不談芳療理論,如魔術師一般,僅以六款精油就能變出超過一百種生活中的實用配方。不僅省了荷包,更能訓練自己靈活運用這幾款百搭精油,對於芳療初心者來說,是相當友善的入門書籍。

——基隆游太太／旅行作家、部落客

如果對市面上繁多的產品感到迷惘，如果已疲於追逐新興罕見精油，如果不想費神處理巨量資訊，這絕對能成為你的菜，是「無壓力閱讀」的理想選擇。這本書以萬用為優先考量，返璞歸真，幫忙將必備精油縮小到六款，展現芳香分子的無窮潛力和魅力，不僅荷包省很大，也讓人一窺原本被視為偏向醫療、多由專業人員執行的「法系芳療」，如何落實在我們每日生活之中。（由於用法與「英系芳療」迥異，請留心作者所提出的警語和建議。）

──許怡蘭 Gina Hsu／華人芳療圈知名講師及作家

　　在市面上精油種類多樣化的同時，玩芳療的口袋似乎需要越來越深，以致被形容成一個「坑」，《跟法國芳療天后學保養》的出版有如及時雨，其實只需精通少數幾款精油，就能玩出大名堂。書中提供六款市面最常見的精油，在生活中變出三百種配方，哇！對生活中如何應用芳療也多所介紹，新手和老手都能獲益，是實用易讀的好書。

──蔡桑妮／晶荷花精創辦人

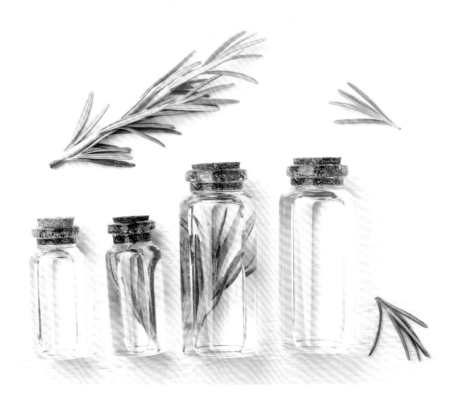

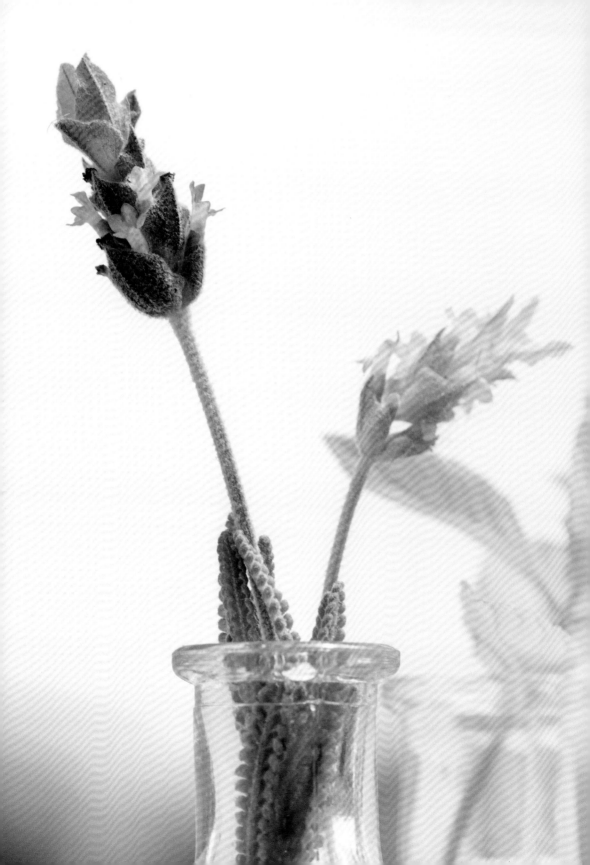

目錄

簡介 6

第一部：日常必備的六款精油 11

茶樹：多用途的居家配方 12

檸檬：強大的淨化者 14

薰衣草：最優質的精油 16

胡椒薄荷：疼痛緩解者 18

桉油醇迷迭香：耳鼻喉科專家 20

大馬士革玫瑰：嬌貴的精油 22

第二部：如何善用這些精油 25

美容保養 26

照護身心靈 75

一個清新、芬芳的居住環境 99

加碼補充10款精油 124

簡介

帶著香氣的精油運作溫和但成效卓著。長久以來，它們都是調香師的獨家祕方，也悄悄地在化妝品的生產中佔有一席之地。近年來，它們小心翼翼地走出化妝品的羽翼，站上舞台中央，並提醒我們如何安全且有效地關照自己。

本書將為你揭開這些閃亮之星的神祕面紗。這裡的六款精油，各個都是首席演員，不但多才多藝，而且獨一無二。這六位超級巨星有效且天然的特性將會改善你的日常生活，它們都有自己獨特的價值，以及主要和次要的角色，不過它們都賦有同樣的目的——照護我們，讓我們更美麗，以及使日常生活更為順暢、愉快。這些巨星分別是：茶樹精油、檸檬精油、薰衣草精油、胡椒薄荷精油、桉油醇迷迭香精油以及大馬士革玫瑰精油！

你將在本書中探索使用這些精油的 300 種妙法。它們強大的功效使它們無所不包，不論是用於美容護理、守護健康、整理居家環境或花園等，眾人皆可受益。想恢復玲瓏有致的身材嗎？它們能化為瘦身按摩油來促進你的身體排除毒素以及廢物，並協助你去除堆積的脂肪（參見第 34 頁）。無論你是 15 歲、20 歲、30 歲、40 歲、50 歲還是超過 60 歲，都可以找到為你量身打造的精油美容計畫，像是磨砂膏、面膜、化妝水、卸妝油或是護唇膏等等。

想要不取出芳香療法手冊，就知道該怎麼處理一般的割傷或擦傷嗎？精油可以隨時協助你哦！割傷只要滴 2 滴殺菌力最強的精油（參見第 90 頁）即可。對付頭蝨？精油們也提供了消滅頭蝨蛋的解決方案（參見第 93 頁）。失眠、牙痛、懷孕期疼痛……精油對每種疾病和症狀都有獨特的療法！

在不使用汙染性化學用品的情況下整理居家環境，這也是改用精油的好理由！你可以使用許多「神乎其技」的自製品（神奇除油漬劑，第 100 頁）來清除表面的油漬、消滅藏在櫥櫃裡的印度穀蛾（參見第 102 頁）、保持寵物皮毛的光澤以及消滅寄生蟲（參見第 122 頁）！

我們將在這賣個關子，先不向你透露這 300 個日常生活精油的好妙方，但是請繼續往後閱讀，本書將陸續為你揭曉。

善加選擇

說到精油，品質可不是能亂開玩笑的呀！在一些販售天然或有機產品的藥房或商店中，你絕對有機會找到很好的產品，甚至是良善的建議。裝精油的瓶子應是

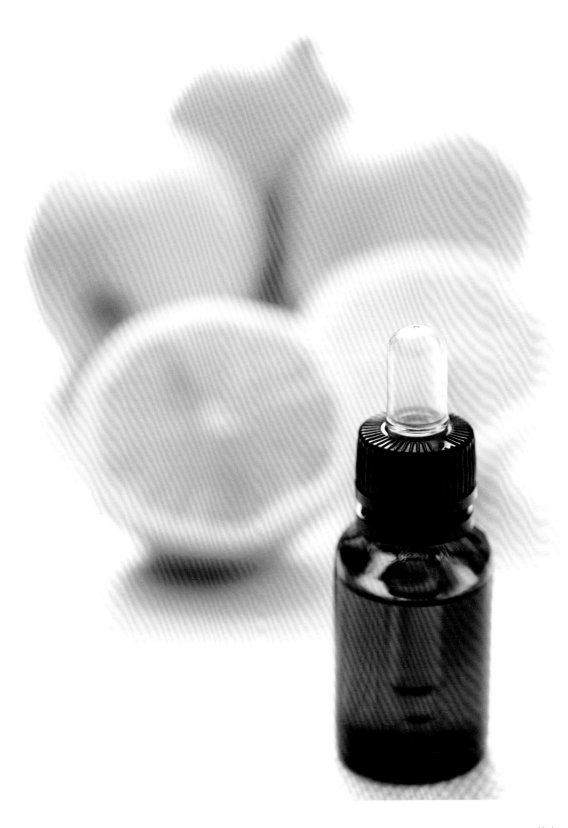

有色的（像是棕色或綠色），以阻絕紫外線，精油才不會變質。如果瓶子附帶滴管，那就更棒了，因為在各式芳香療法和本書所提及的精油配方中，基本度量單位都是以滴來計算。再來，標籤上應該標示植物的俗名（如：薰衣草）、拉丁學名（像是 Lavendula angustifolia）、產品供應商的詳細訊息、批號、採用的植物部位（用於薰衣草精油的是花）、主要的化學成分名稱〔以薰衣草來說是沉香醇（linalol）〕、治療等級（例如通過 E.O.B.B.D 認證），以及有效期限等。

善用它們

　　精油可以透過各種不同的方式來享用，舉凡花草茶、泡澡、塗抹、按摩、吸入、做桑拿浴，或是當成空氣芳香劑。但是，無論你是選擇攝食精油或是用精油塗抹身體，都要非常精確地了解規定的使用量，永遠不要亂猜測或是即興發揮。你必須仔細和適度地善用精油，它才會是芬芳的好幫手！

禁忌與預防措施

- 禁止自行增加書中建議的使用劑量。

- 禁吞下純精油（在極少數情況下，會是一滴胡椒薄荷精油或檸檬精油）。精油需要按照專家的建議來攝食，並按照規定使用橄欖油、蜂蜜或基底油（carrier，又稱媒介油或基礎油）來稀釋。

- 禁止直接在皮膚上塗抹純精油，除了極少數適用於小範圍塗抹的精油（薰衣草精油、茶樹精油）。精油應先用基底油稀釋，像是：甜杏仁油、昆士蘭堅果油（或稱夏威夷堅果油）或荷荷芭油。

- 孕婦在使用精油時務必小心謹慎。如果是在皮膚上使用精油，請少量使用，且使用時程不超過連續三或四天。除了檸檬精油或生薑精油，可以在懷孕初期第一個月協助抵抗孕吐之外，請避免在懷孕期間攝食精油。* 或者是，諮詢合格的芳香療法理療師（亦稱芳療師）。

- 如果你的皮膚屬於敏感肌，並且容易過敏，最好在使用精油前先做皮膚測試。滴一滴精油在手肘內側彎曲處，如果該處的皮膚在一小時內沒有起任何過敏反應，你就可以安心使用。

- 含有香豆素的柑橘類精油具有感光性（又稱光敏性）。因此，切勿在陽光下塗抹檸檬精油，否則你的皮膚將會留下永久性的痕跡。

- 如果精油不小心滴進眼睛，切勿用水沖洗；請用基底油沖洗，你的眼淚會隨之稀釋。

- 切勿將精油瓶放在兒童伸手可及的地方。

貼心小筆記

名詞解釋

精油：濃縮、揮發性的植物精華

基底油：稀釋精油的油

浸泡油：在基底油中置入有益的植物材料，例如：山金車、金盞花（calendula）
或聖約翰草（又稱金絲桃）；浸泡油有時又稱為「浸漬油」。

1 茶匙 = 5 毫升

1 湯匙 = 15 毫升

精油往往會裝在兩種不同尺寸的內塞的玻璃瓶裡出售。附帶普通尺寸內塞的精油
瓶，大約 20 滴精油 = 1 毫升，若是細內塞的精油瓶，大約 40 滴會是 1 毫升。因此，
當你購買精油時，請一定要確定瓶子所附帶的內塞是什麼尺寸。

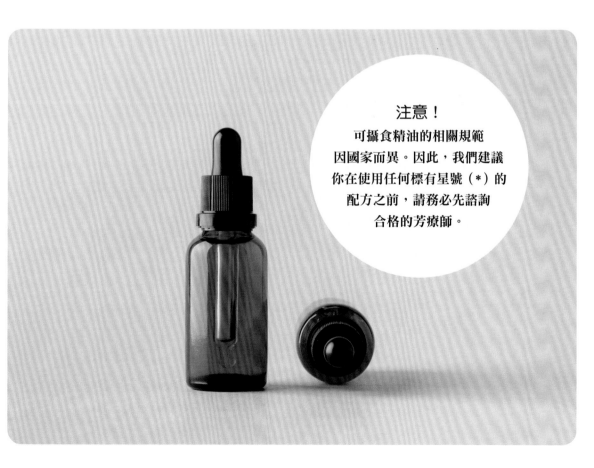

注意！
可攝食精油的相關規範
因國家而異。因此，我們建議
你在使用任何標有星號（＊）的
配方之前，請務必先諮詢
合格的芳療師。

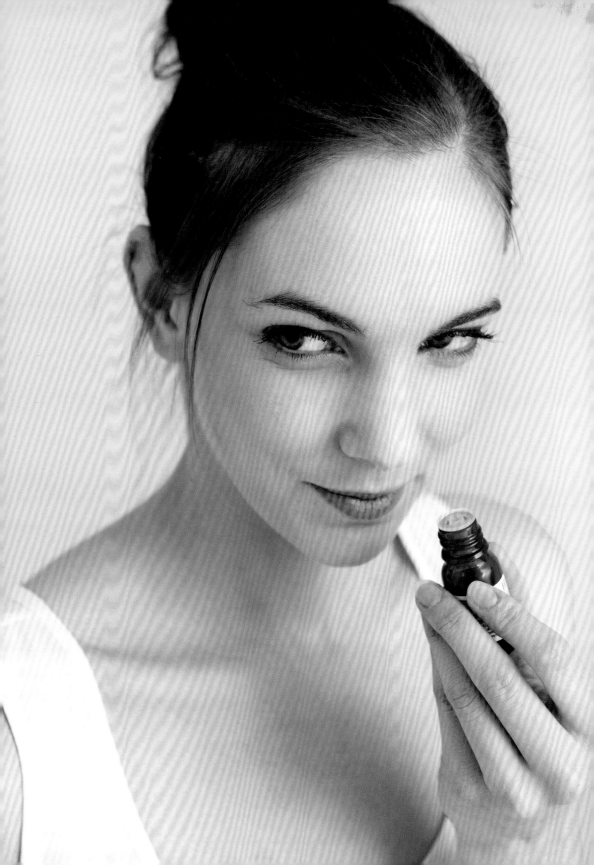

第一部

日常必備的
六款精油

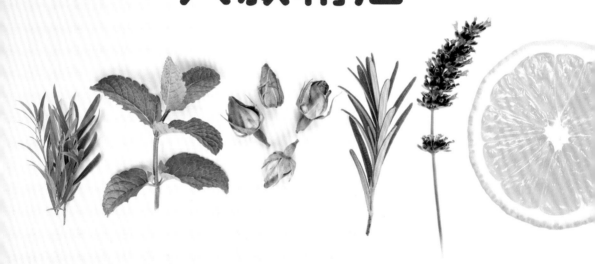

在這個章節，我們將為你介紹六款必備精油。首先出列的是擁有傑出療癒
功能的茶樹精油，接下來是在護膚保養、居家環境、身心健康領域以淨化
力著稱的檸檬精油。再來是，帶著迷人香氣的薰衣草精油，以及居家急救
之星的胡椒薄荷精油。桉油醇迷迭香精油對呼吸系統的疾病，以及護膚保
養都能提供有效的助力，而最後出列的是嬌貴的大馬士革玫瑰精油，它能
為您帶來美麗的觸感，以及撫平煩擾的心靈。

茶樹（TEA TREE）
多用途的居家配方

　　茶樹，儘管名字有個「茶」字，可是與茶是毫無關係的哦！茶樹原產於澳大利亞，原住民傳統上是將它做為抵抗感染的強效殺菌配方。茶樹的保護和治癒能力使它成了我們精選的精油之一。請務必將茶樹精油放在急救箱中，因為每一滴都具有非常強大的殺菌功效。

　　不論是無法癒合的傷口、揮之不去的鼻竇炎，或是一般感染，茶樹精油都可用以治療。它富含清新、充滿活力的類樟腦香，你也可以放一瓶在浴室裡，而且茶樹精油不但具有舒緩、淨化、清潔皮膚的功效，還可以治療各種皮膚問題，像是：粉刺、青春痘、蚊蟲叮咬、燒傷和黴菌感染等。茶樹清新的香氣和天然的抗菌特性，可添加在肥皂中，或於泡澡、淋浴時使用；在清洗衣物上也具有同樣的功效，茶樹精油結合家用天然肥皂使用，能夠使衣物和床單更加清新宜人。用於噴霧或擴香儀時，會在整個屋子裡起淨化的魔力，沒有任何人事物能逃離此精油的殺菌和消毒能力——你的寵物也不例外。茶樹精油可以保護寵物免受跳蚤的傷害，也可以殺死那些攻擊植物的蟲子。

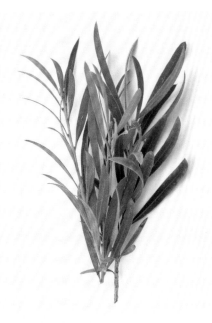

小檔案

植物學名：*Melaleuca alternifolia*
科目：桃金孃科
產地：澳大利亞、南非
萃取部位：葉子
氣味：類樟腦香、清新
味道：澀、微苦、辛辣
主要化學成分：
單萜醇（Monoterpenoids）：萜品烯 -4- 醇
單萜烯（Monoterpenes）

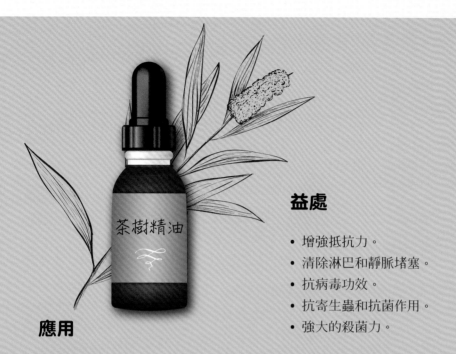

益處

- 增強抵抗力。
- 清除淋巴和靜脈堵塞。
- 抗病毒功效。
- 抗寄生蟲和抗菌作用。
- 強大的殺菌力。

應用

美容保養
- 可供清理，潔淨和淨化肌膚之用。

身心用途
- 能抗呼吸道感染，如：流感、發燒、感冒、鼻炎、支氣管炎和鼻竇炎；也能強化免疫系統。
- 有祛痰作用，有助於化解黏液。
- 殺菌效果可預防傷口感染。
- 緩解蚊蟲叮咬、燒傷和曬傷的疼痛感。
- 對皮膚、消化和陰道的細菌感染有效。
- 可治療膀胱炎。

居家使用
- 淨化空氣。
- 能夠消滅床單和床具上的細菌。
- 讓你以天然的方式做清潔，且無須使用任何化學合成產品。

注意！茶樹精油具有良好的耐受性，經過稀釋後可在皮膚上使用和擴香，在適當的溶解後也可以攝食。

檸檬（LEMON）

強大的淨化者

　　檸檬精油可以很輕鬆地添加到你喜歡的美容霜中，讓它有機會發揮調理皮膚以及抗水腫的魔力。在深層應用上，它能夠強化血管壁，並使血管更加有彈性。還可以抵抗玫瑰斑（rosacea；又稱酒糟，為紅色、過敏性皮膚炎）。精油抗菌和淨化空氣的特性，有助於抵禦呼吸道感染，這在冬季的時候讓人特別有感。

　　檸檬精油也可以為疲勞的免疫系統，以及手、腳極為畏寒的人帶來神奇功效。深入了解檸檬精油的各種應用方法後，很容易就可明白為什麼它會是女性朋友們的最愛。因為它可以抗痘、調理油性肌膚、提亮膚色、撫平皺紋、改善頭髮出油、護理和美白指甲，以及擺脫體內堆疊的脂肪——而這些都還只是美容護理的部分，檸檬精油也因其強大的居家清潔魔力而備受推崇！不但具有超強的除油、除垢和潔白力，成效足以媲美市售的清潔產品，還可以不傷害地球環境，我們只需要添加一點這有著新鮮、陽光熟成香氣的柑橘水果精油即可。檸檬精油可以隨處在家中使用，只要將它溶解於水中就可用於殺菌，還能毫不留情地消滅蟎蟲和螞蟻！

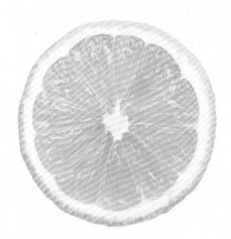

小檔案

植物學名：*Citrus limon*
　　　　　Citrus limonum
科目：芸香科
產地：地中海地區
萃取部位：果皮
氣味：清新、充滿活力、甜美溫和
味道：酸性和微苦
主要化學成分：單萜烯：檸檬烯（limonene）

益處

- 強化免疫系統。
- 一般性抗菌作用。
- 促進消化。
- 鎮靜神經系統。

應用

美容保養

- 有助於消除多餘脂肪、
  預防橘皮組織產生。
- 可對抗玫瑰斑（酒糟）。
- 治療青春痘、改善油性肌膚。
- 提亮膚色、撫平皺紋。
- 對於手部和指甲護理特別有效。

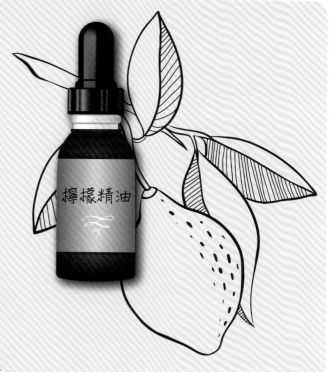

身心用途

- 淨化肝臟和消化系統。
- 防止呼吸道感染，如感冒、流感、鼻竇炎和支氣管炎的產生並予以控制。
- 可平緩並減少孕吐。
- 促進血液循環。
- 消除一般性疲勞和有助於注意力集中。

居家使用

- 具有抗菌效果，且能淨化空氣。
- 消滅蟎蟲和螞蟻。

注意！源自於柑橘類水果的精油（有時被稱為「精質」，因為是透過冷壓
外皮提取芳香成份，而不是透過蒸餾所取得）具有高度的光毒性，
會讓皮膚對太陽光產生敏感反應，而導致難看的色素沉澱。無論是
檸檬、柑橘、葡萄柚、柳橙還是佛手柑，在曬日光浴前的 12 小時
內都不要使用含有這些精油的產品，因為富含化學物質「香豆素」，
如果沒有充分稀釋會使皮膚曬傷。

薰衣草（LAVENDER）
最優質的精油

　　光是看到名字，就能令人聯想到法國普羅旺斯地區，包括德龍、風禿山、呂貝宏山區和凡爾登大峽谷之間一片美麗的紫色原野。在充滿蟬鳴聲的時節，薰衣草產生的香氣一直受到偉大調香師們的青睞，而工業製造商也廣泛使用這熟悉的香氣（可能已過度使用）， 但是合成的薰衣草香對人們的身心健康是毫無功效的。

　　真正的薰衣草精油是極為不同的——幾乎是個萬靈丹，而且可以針對不同的情況予以調理醫治。舉凡從頭到腳，它能提供療癒、寵愛、舒緩、調和、淨化的功效，也能殺菌。它能緩解眾多毛病，因此是精油當中用途最廣的。薰衣草還具有另一個與其他精油不同的特性，就是可以直接塗抹在皮膚上，而不需要混合基底油。更棒的是，這種優質的精油還可以照護你的家庭！抗菌作用不但使它成了浴室、廁所的清潔神器，與醋混合時，也能成為帶有香氣的衣物柔軟精。

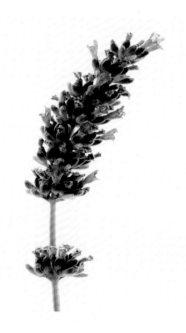

小檔案

植物學名：*Lavandula angustifolia*
　　　　　Lavandula officinalis
　　　　　Lavandula vera
科目：唇形科
產地：南法
萃取部位：花穗
氣味：清新、花香、微甜的類樟腦香、略帶薄荷味
味道：辛香、熱辣、微苦
主要化學成分：
單萜醇：沉香醇（linalol）
酯：乙酸沉香醇（linalyl acetate）

益處

- 調節神經系統。
- 抗痙攣、放鬆。
- 舒緩、鎮靜、抗抑鬱。
- 殺菌、幫助傷口癒合。

應用

美容保養

- 舒緩皮膚過敏，以及舒緩乾燥、發癢的頭皮。
- 調理肌膚，使肌膚柔嫩。
- 治療粉刺、青春痘。
- 適用於所有膚質——恢復肌膚平衡。
- 特別適合治療敏感肌膚。

身心用途

- 具有抗發炎和止痛作用，有助於緩解身體不適，如偏頭痛、牙痛和胃痛等。
- 具有抗菌和協助傷口癒合的特性，可用於治療皮膚潰瘍、燒傷、皮膚過敏、皮膚發癢、傳染性或過敏性皮炎等。
- 放鬆肌肉，協助緩解肌肉痙攣或攣縮等狀況。
- 緩解昆蟲和動物叮咬所引起的刺痛感和過敏。

居家使用

- 其甜美、「潔淨」的香味，可使衣物、櫥櫃、吸塵器、鞋子，以及屋內的每個房間清新宜人。
- 可為信紙增添香味，因為就像所有精油一樣，薰衣草精油既不油膩也不會留下染漬。不信的話，你可以試試，滴幾滴精油在一塊布或紙上，隔天絕不會看見痕跡。

注意！溫和、無毒的薰衣草是全家大小的好朋友，連幼兒（甚至嬰兒）都能接受。它可以直接用於皮膚、製成噴霧或食入。但是，請務必先做手肘肌膚測試（見第 8 頁），因為有些人可能對精油過敏。

胡椒薄荷（PEPPERMINT）
疼痛緩解者

　　不論是偏頭痛、經痛、撞擊、磕碰或其他傷害，胡椒薄荷精油都是治療疼痛最有效的香氛調理劑。它不但是急救之星，也是緩解疼痛和減少瘀傷的首選，對於處理消化問題，它的療效也是首屈一指哦！

　　無論是食物中毒、噁心、頭暈還是肝充血，胡椒薄荷精油都能協助你淨化消化系統、治療疾病，並確保口氣清新。與檸檬精油一起使用時，胡椒薄荷精油能協助身體排毒，這項特長讓它在垃圾食品和各種汙染充斥的時代中分外受歡迎。在美容護理方面，胡椒薄荷精油也是用途廣泛，不僅能製成提神醒腦的晨浴沐浴露，也可以做成冰涼清爽、提振精神的磨砂膏，或是舒緩疲勞的足部按摩油。像所有精油一樣，胡椒薄荷具有抗菌特性，且能夠有效抵抵禦冬季呼吸系統疾病，同時也可做為清新的除臭劑使用。當胡椒薄荷精油的氣味在房間內擴散時，能夠淨化空氣。

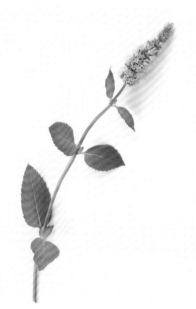

小檔案

植物學名：*Mentha piperita*
科目：唇形科
產地：法國、印度、美國
萃取部位：葉子、花
氣味：清新、薄荷味、清涼、刺激、濃郁
味道：辛辣、胡椒味、澀、銳利、微苦
主要化學成分：
單萜醇：薄荷醇（menthol）
單萜烯：薄荷酮（menthone）

益處

- 對身體、心臟和消化健康有益。
- 有麻醉和止痛之效。
- 緩解肝充血。
- 提振精神。

應用

美容保養
- 為美容護理增添令人愉悅的清涼效果。
- 緩解過度出汗。

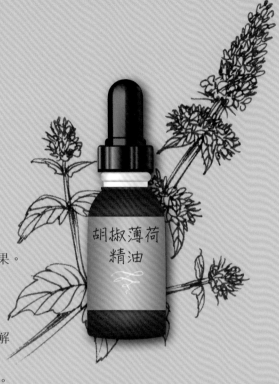

身心用途
- 具有強大的止痛、鎮痛效用，可緩解
  經痛、偏頭痛和各種疼痛。
- 治療消化系統疾病，保持口氣清新。
- 具有抗感染和抗菌的特性。
- 預防噁心和旅行相關疾病。
- 緩解頭痛、撫平壓力。

居家使用
- 消除蒼蠅、蚊子和蟎蟲。

注意！不要在大面積的皮膚上使用胡椒薄荷精油，因為它強大的冷卻效果
　　　可能會造成身體溫度感受過低。若要大範圍使用，使用前必須與其
　　　他精油和適量的基底油稀釋。
　　　準媽媽在懷孕期間不得使用它，甚至在餵母乳的這段時間也不應該
　　　使用，因為胡椒薄荷精油對寶寶和嬰兒來說有毒性。胡椒薄荷精油
　　　也不應該給七歲以下的兒童使用，口服更是不行。
　　　接受順勢療法治療的人必須在治療後，至少等待 2 小時，才能使用
　　　胡椒薄荷精油，因為使用之後，精油會降低順勢療法的療效。

桉油醇迷迭香 (ROSEMARY CINEOLE)
耳鼻喉科專家

　　饕客們必定對迷迭香頗為熟悉，因為它是西式香料束（bouquet garni，製作西式高湯、醬汁、燉煮料理等必備香料）的一員。當它與百里香、月桂、香薄荷（savory）以及區域性藥草混合在一起時，能夠為砂鍋菜和燉菜等各種菜餚增添獨特的風味。

　　在醫療方面，它能有效地治療耳朵、鼻子和喉嚨方面的疾病，喉嚨痛、耳痛、鼻炎、流感、感冒或咳嗽有痰等是它的專長範圍。迷迭香精油也可在美容護理方面發揮所長，而其刺激、收斂和癒合的特性，對於活化鬆弛老化的皮膚和年輕的問題肌膚都有幫助，還能夠清潔、護理頭髮。每個人都能受益於迷迭香精油的收斂作用以及恢復光澤、彈性的能力。在園藝方面，迷迭香本身和其精油都有助於保護植物和花卉免受蚜蟲大軍的襲擊。

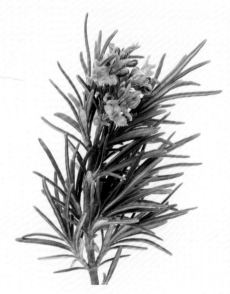

小檔案

植物學名：*Rosmarinus officinalis*
科目：唇形科
產地：科西嘉島
萃取部位：開花的枝條
氣味：清新、草本、帶有一絲松樹和濃郁的木質香味
味道：嗆鼻、苦甜、淡淡的澀味
主要化學成分：
萜類氧化物（Terpenoid oxide）：桉油醇（1,8-cineole）
單萜烯：α - 松油萜（alpha-pinene）
單萜醇（Monoterpenol）：龍脂（borneol）

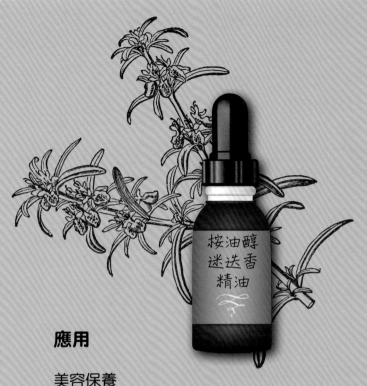

按油醇
迷迭香
精油

益處

- 強效抗菌。
- 消解黏液、祛痰。
- 抗菌。
- 活化肌膚、頭髮。

應用

美容保養

- 調理頭皮,促進頭髮生長。
- 可活化和拉提熟齡肌膚。
- 加速癒合。
- 具有收斂性,幫助肌膚恢復彈性。

身心用途

- 能對抗所有耳鼻喉科方面的感染。
- 有效治療膀胱炎和鵝口瘡。
- 有助於對抗慢性疲勞、異常的身體虛弱或缺乏活力,以及身體或精神倦怠。

居家使用

- 能讓房間空氣清新並予以消毒。
- 清洗衣物時,能為衣服和其他物品增添香氣。
- 保護植物免受蚜蟲侵害。

注意! 一般來說都可安全使用,但是懷孕婦女、癲癇或高血壓患者在使用前需先行向合格的芳療師諮詢。

大馬士革玫瑰（DAMASK ROSE）
嬌貴的精油

　　大馬士革玫瑰精油有著甜美、脂粉味的香氣，可不是能夠隨便浪費在居家雜務上的精油！它既無法為居家環境消毒，也無法去除水垢，而且價格還比其他精油高出大約三十倍！

　　到底是什麼原因讓它如此優秀、特別到被我相中呢？這是因為它能藉由刺激新細胞生成，來活化乾燥、敏感以及油性肌膚，這項特長讓它雀屏中選。除此之外，還能抗皺、快速提亮膚色，使肌膚滑嫩並有著紅潤的光澤。大馬士革玫瑰精油除了能呵護和照顧我們的外表之外，還可以改善失眠、鎮靜焦慮、緩解憤怒和緩和悲傷。不但能讓我們保持平衡、緩和壓力、提高我們的幸福感，還能增進性慾，其催情功效也可改善陽痿和性冷感。一般來說，它也能強化我們的自我形象、防止憂鬱以及缺乏自信。這種精油可能在家務清潔上不是最好的幫手，但是如果在蒸氣熨斗的水中添加幾滴，或是噴灑在嬰兒的臥房時，它能營造出帶有玫瑰花瓣甜美香氣的寧靜氛圍。

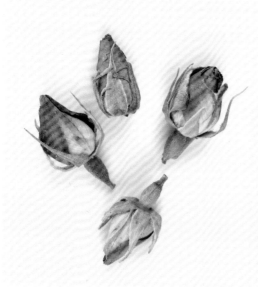

小檔案

植物學名：*Rosa damascena*
科目：薔薇科
產地：保加利亞、摩洛哥、土耳其
萃取部位：花瓣
氣味：細緻、花香
味道：甜美，像蜂蜜
主要化學成分：
單萜醇：香茅醇（citronellol）
牻牛兒醇（geraniol）
橙花醇（nerol）

益處

- 收斂、調理和活化肌膚。
- 預防皺紋。
- 抗憂鬱、失眠和焦慮。
- 強烈的香味。

應用

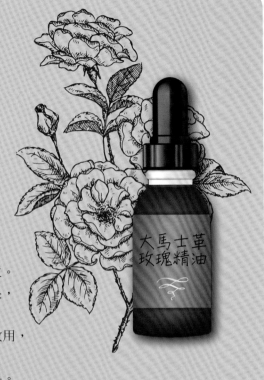

美容保養

- 具抗老化作用，能刺激新皮膚細胞的產生。
- 做為收斂劑，對皮膚有非常好的保養效果，
  也可治療玫瑰斑。
- 可以在任何類型的皮膚上產生奇蹟般的效用，
  無論是油性、乾燥還是熟齡肌膚，
  都能提供舒緩、修復、柔化、活化等效果。
- 其豐富的香氣彷彿為肌膚裹上一層奢華、精緻的面紗。

身心用途

- 能治療婦科，以及與荷爾蒙相關的心理問題。
- 能防止產後憂鬱症，並協助患者對抗產後憂鬱。
- 能有助於改善濕疹。
- 能有效緩解失眠、焦慮、悲傷、憤怒以及其他痛苦的情緒。

居家使用

- 在蒸氣熨斗的水中添加幾滴大馬士革玫瑰精油，能為衣服和床單帶來清香。
- 在孩子們的枕頭上滴兩滴，可促進安眠。

注意！如同前面所述，精油必須放在兒童無法伸手觸及之地。大馬士革玫瑰
精油尤其需要特別注意，因為孩子們很容易被那甜美的香氣所吸引。
在此也為你做好心理準備，大馬士革玫瑰精油一般價格，約為 2 毫升
就要 30 英鎊到 50 英鎊，而且還有可能更高。但是，別忘了，它能帶
給你幾個月甚至是幾年的歡愉感！

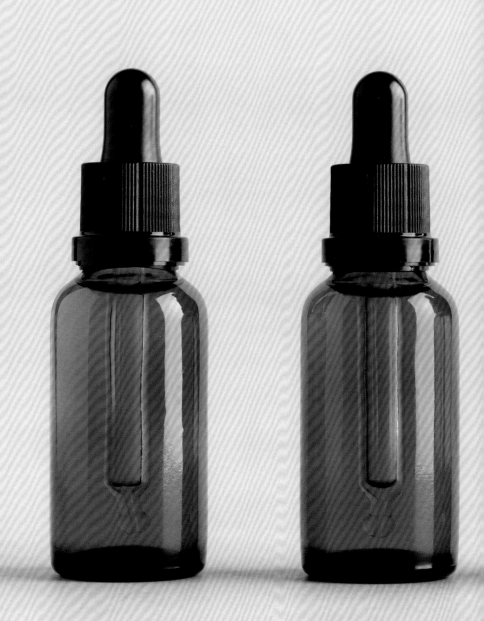

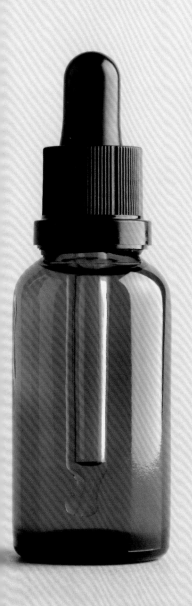

第二部

如何善用
這些精油

有趣的精油之旅啟程囉！在接下來〈美容保養〉的章節中，你將會學到如何混合以及如何使用按摩油、沐浴油、沐浴膠、身體磨砂膏以及滋養的保濕霜。精油有防曬的功能，有護理雙手、雙腳、臉部以及頭髮的功效，也能為各個年齡層量身打造專屬、獨特的肌膚調理配方。精油的療癒力則會出現在〈照護身心靈〉一節，請務必遵循書中精準的劑量標示，以確保每個配方都能安全發揮該有的功效。最後，輪到居家環境、花園以及寵物，來體驗這六款頂級精油的魔力啦！

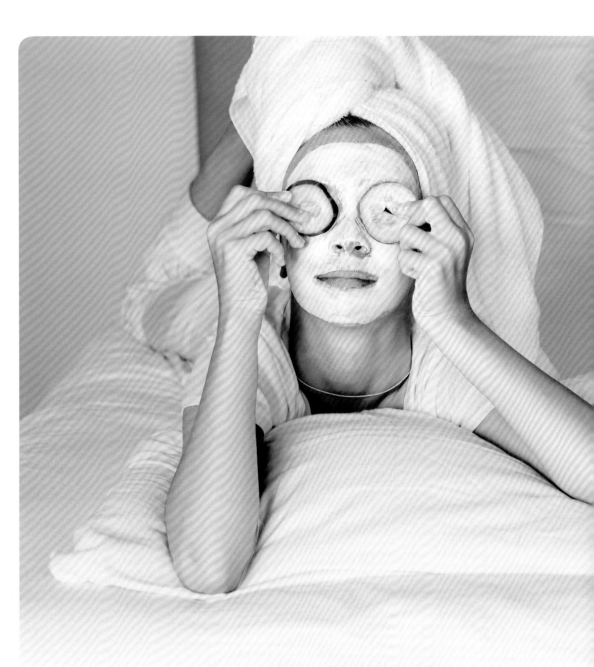

美容保養

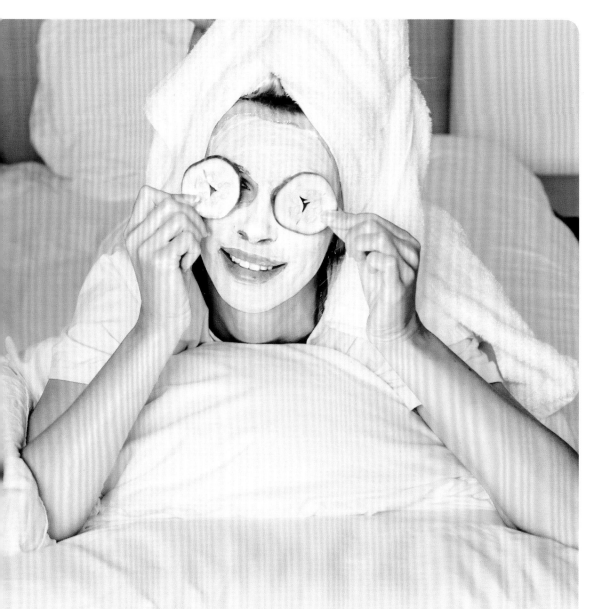

　　女性朋友們已清楚聲明，反對製造商在化妝品中添加磷苯二甲酸酯（塑化劑）、甲醛、對羥基苯甲酸酯（Paraben）和其他化學防腐劑。因此，現在正是善用精油的好時機，運用其天然和強化、排毒、調理機能的特性，自製省荷包又實用的美容護理產品。只需要幾滴合適的精油、基底油，既不含防腐劑，又帶有大自然的天然香氣，就能愉快地創造一系列滿足你的品味與需求的美容保養品。

身體保養
香氛按摩

　　在芳香療法中，將精油施用於皮膚上不但非常流行，通常也很有效。精油透過皮膚可以迅速被吸收，不過其作用是漸進且持久的。因為精油可以穿透皮膚層，並在整個身體內循環，所以活性成分能同時在皮膚表層和更深層起作用。美容護理和一些療程中經常會在皮膚上使用精油。然而，精油的功效是極為強大的，如果以純精油的形式使用，會引起肌膚的過敏反應，這就是為什麼在使用精油按摩之前，必須混合基底油的原因。通常每 2 茶匙的基底油中，可以加入 20 滴精油。接下來是選擇精油，你也可以依據所需的效果混合兩種或更多種的精油，此外，使用一種或多種的基底油都是可行的。

療程所需準備的用具

1 瓶精油（或是最多可到 4 種）
1 瓶基底油
1 個 10 毫升空的深色玻璃瓶

小提醒

- 徹底洗手：每次施行芳香按摩前、後都需要把手徹底
  洗淨，即使只是快速按摩也一樣。在按摩前把雙手洗
  淨是一種衛生措施，因為弄髒精油和基底油的混合物
  是很可惜的。至於為什麼按摩之後需要徹底洗手則似
  乎不那麼受重視，但是不洗手的話可能更危險。因為
  如果你在按摩過程中分心了，忘記自己一直在使用
  精油，突然間覺得眼睛癢想抓一下，可能就會中了
  個討厭的大獎。

- 皮膚測試：你的皮膚是否滴到最小滴的精油都會
  留下斑點呢？如果是，那麼在將精油塗抹到更大
  的區域之前，請先依照本書第 8 頁說明進行皮膚
  測試，把你所選擇的精油 / 基底油混合物進行皮
  膚測試會是明智的作法。

- 使用高品質的油：請準備高品質的油，並確保
  您的精油是 100％天然的，基底油則是經由冷
  壓萃取且是有機的。

- 切勿在黏膜覆蓋的身體區域（如：鼻孔、口腔
  內、 陰道和肛門）使用未經稀釋的精油，除非
  是合格的芳香療法師（偶爾使用茶樹和薰衣草精
  油）指示要這麼做。

- 在香氛按摩後，切勿直接洗澡！請穿上舒適、溫暖的
  浴袍至少 10 分鐘，以便讓精油發揮功效。然後，再
  去進行自己要做的事，或者是直接鑽進被窩裡（若差
  不多是睡覺時間的話）。

- 按摩的方向一直都該要遵循血液循環回心臟的方向。

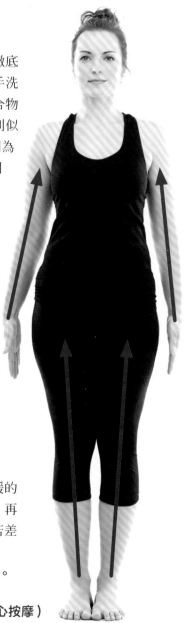

從四肢向心臟方向按（向心按摩）

基底油

精油可以輕易地與基底油混合，而且不會失去本身的特性。任何基底油都可以用來稀釋精油，但聰明的作法是選擇可以促進美容、身體和心靈健康的基底油。以下是它們的小檔案，幫助你了解各別的功效是什麼。

甜杏仁油（SWEET ALMOND）軟化力

甜杏仁是完美適合乾燥、敏感肌膚的清爽基底油，不但具有保濕和滋養的功效，而且還帶著細微、淡淡的香氣，非常適合嬌嫩的肌膚（例如兒童）。它也適用於過敏、問題肌膚，甚至是易患濕疹的皮膚和皮膚擴張紋（Stretch marks，包含妊娠紋、肥胖紋等），因為甜杏仁油具有舒緩和恢復緊實的功效。

摩洛哥堅果油（ARGAN）從頭到腳恢復活力

摩洛哥的婦女早已知曉摩洛哥堅果油無與倫比的好處，也代代相傳其祕密。西方世界也是如此，在過去幾年中，摩洛哥堅果油早已因為其功效而受到高度推崇。它堪稱是自給自足的美容保養套組，能對抗老化肌膚、皺紋、掉髮等一連串的問題。摩洛哥堅果油的修復力能夠抵禦時間的摧殘，還能夠修復、強化和促進皮脂膜中疏水性脂質成分的產生，以保護肌膚並增強皮膚的天然屏障效果。在選擇使用摩洛哥堅果油之前請先試聞看看，因為有些人不喜歡它的氣味。

崖海棠油（TAMANU，又稱伊諾菲倫油）促進血液和淋巴流動

也稱為瓊崖海棠果籽油（Calophyllum oil，因為來自東南亞瓊崖海棠樹〔Calophyllum inophyllum〕的果仁），可促進循環。有助於緩解靜脈曲張、痔瘡、酒糟以及所有其他循環方面的問題。用於按摩時，可以治療腫脹、疼痛的雙腿（成因可能是「周邊動脈疾病」，也就是動脈內堆積的脂肪限制了腿部肌肉的血液供應）。更一般地來說，它具有排水消腫的作用，可促進體內血液以及淋巴流動，而抗感染的特性也對受損或問題肌膚有幫助。瓊崖海棠油的香氣是堅果和咖哩的混合，且具有非常獨特的稠度，在低於 25℃ 的溫度下會逐漸固化，然而這並不會影響它的質地。如果固化了，只需將瓶子放在溫水中即可。在使用瓊崖海棠油前最好先予以加溫，以幫助吸收。

昆士蘭堅果油（MACADAMIA，又稱夏威夷堅果油）絕佳的按摩油

它含有溫和的香氣並帶著一點堅果味，若滴兩滴在手肘彎曲處很快就會被皮膚吸收。這項特性可是非常寶貴的，畢竟有誰會想要按摩完還一身油膩膩的呢？使用昆士蘭堅果油，就不需要擔心衣服會沾染到，因為它能很快被吸收，讓皮膚保持乾爽狀態。昆士蘭堅果油的強項是促進淋巴循環，如果體內有水腫的情況，它可以追蹤並消除橘皮組織。不論是痠痛的雙腿、眼睛可見的細小血管、皮膚擴張紋、疤

痕等，昆士蘭堅果油都能不斷增進循環、放鬆以及滋養。喜歡曬日光浴的朋友絕對會喜歡它的最後一個特性：昆士蘭堅果油有輕微的抗紫外線作用，這可是把它加入常備化妝品行列的好理由。

月見草油（EVENING PRIMROSE）和琉璃苣油（BORAGE）抗老化

這對強大的搭檔對那些肌齡更為成熟的人來說是非常熟悉的。月見草和琉璃苣能活化肌膚，使皮膚更為緊緻、亮白。更棒的是，它們那無價的抗老功效，不但能夠促進荷爾蒙平衡，還能增進細胞更新。月見草和琉璃苣都是嬌貴的油，存放時最好遠離陽光，否則會引起變質。

來自智利的玫瑰果油（MUSK ROSE OIL）抗皺、癒合、修復

Omega 3、omega 6、抗氧化劑（這些成分玫瑰果油都有）都暗示了強大的抗老功效。除了上述主要功效，玫瑰果油也有驚人的抗皺效果，能撫平既有的皺紋，並使得新生成的細紋完全消失；與玫瑰精油混合後，能夠創造出最滋養和最具修復力的晚霜；使用於按摩時，則是極佳的潤膚膏。玫瑰果油可治療粉刺、青春痘、燒傷或手術造成的疤痕，還有皮膚擴張紋、曬斑、老人斑，也可以使肌膚柔嫩、減少瑕疵以及調理疲憊肌。

芝麻油（SESAME）好用的按摩小幫手

這款油特有的烤種子香氣溫和、宜人，能夠迅速地被皮膚吸收，留下絲滑的薄膜，且不沾染衣物。它活化、舒緩發炎肌膚，和軟化、讓受損皮膚恢復彈性的功效也很顯著。

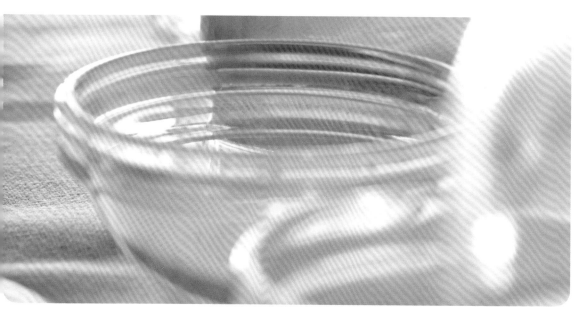

三招絕佳的自我按摩法

　　來一場放鬆、撫慰身心、紓壓的自我按摩吧！寵愛自我的按摩法絕對有助於緩解我們忙碌的生活壓力，而透過皮膚的吸收，精油也會釋放分子來強化按摩的功效。按摩手、腳和臉部則是特別具有舒緩放鬆的效果。

作法

　　每 2 茶匙的基底油可以添加約 20 滴的精油。通常，這個混合物應該是由一種或多種基底油，以及一種或多種的精油所製成。如果你喜歡乳狀的液體，可以選擇按摩膏。請把裝有乳木果油的碗，放入裝有高約 4 公分水的平底鍋中，隔水加熱，同時不斷在碗中攪拌以讓它融化。當乳木果油呈現平滑狀時，請將其取出並混入精油或基底油中，持續攪拌直到溶液變稠呈乳狀為止。

臉部緊實按摩

🕐 3 分鐘

添加 5 滴薰衣草精油，3 滴大馬士革玫瑰精油，以及 2 滴檸檬精油到 1 茶匙的玫瑰果油中，並混合均勻。
- 將一小部分的按摩油倒入手中，然後塗抹在整個臉部和頸部，並避開眼瞼部位。
- 將雙手放下巴，保持手掌平坦，輕輕地按摩皮膚，並慢慢地向上朝著臉頰移動。
- 接下來，將雙手放在額頭中央，再向外按摩到太陽穴。
- 用拇指沿著眉毛由內往外水平按摩。
- 從鼻子到耳朵，輕輕拍打你的臉頰。再沿著下顎骨，輕輕擠壓拇指和食指之間的皮膚，從耳朵按摩到下巴中央。
- 僅在夜間進行按摩，因為檸檬精油會使皮膚變得對陽光敏感。

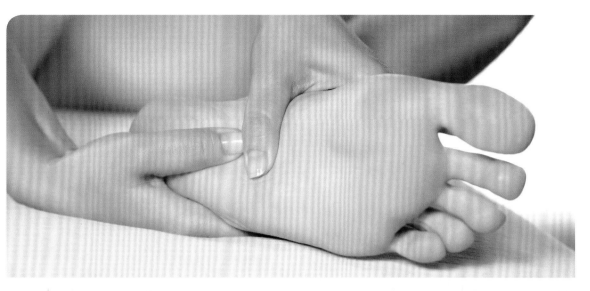

 足部舒緩按摩法

🕐 5 分鐘

混合 1 茶匙的榛果基底油與 10 滴的**薰衣草精油**。

- 舒適地坐著，抬起一隻腳放在另一腳的大腿上。
- 將一些已混好的按摩油倒入一隻手中，然後用雙手握住抬起的腳，從腳趾開始朝向腳踝按摩整個腳掌。
- 使用畫圓的方式移動，以大拇指從腳底向腳後跟的方向按壓。
- 接著握拳，用力地按摩腳底，方向一樣是從腳趾到腳跟。
- 最後，用雙手握住腳掌，從腳趾到腳跟向整個區域施壓。再來換腳，並重複以上步驟。

呵護、美化雙手的按摩法

🕐 4 分鐘

混合 10 滴**檸檬精油**以及 1 茶匙的昆士蘭堅果基底油。

- 倒一些按摩油到手掌上，以雙手搓揉的方式溫暖手裡的油。
- 用一隻手的大拇指按摩另外一隻手的手掌，大拇指從手掌心開始用力地向手的外緣按壓。
- 握住你的手腕，用大拇指朝著手指頭的方向按摩手背。
- 再來，從指尖開始朝手腕的方向按摩每一根手指，按摩完後換手。
- 此按摩法僅可在夜晚使用，因為檸檬精油會增加肌膚對陽光的敏感度。

三招絕佳的瘦身按摩法

目標：重塑身體輪廓。

要如何做到？可以透過調理、緊緻和強化肌膚，協助身體系統排除廢物，以及分解脂肪組織。結合按摩和精油可以完美達成這些目標，透過刺激血液循環以及淋巴循環，精油按摩能夠加速排除的過程，幫助去除堆積的脂肪、水分和橘皮組織。

請注意，每20滴精油需搭配混合10毫升的基底油。

 緊實臀部

4 分鐘

混合10滴**桉油醇迷迭香精油**、5滴**檸檬精油**搭配1茶匙70%的乙醇（藥用酒精），以及1茶匙的昆士蘭堅果基底油。使用前先搖晃均勻。

- 倒一些混合好的按摩油到一隻手掌內，以雙手搓揉的方式溫暖手裡的油。
- 抓住大腿根部的一塊肉，然後一路按壓、滾動按摩到臀部上方。
- 每邊的臀部都要重複三次。
- 然後兩手各抓住一邊的臀部，用力揉捏，你會感覺到臀部發熱，而不是痛感。

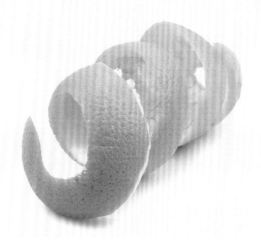

均勻結實的手臂

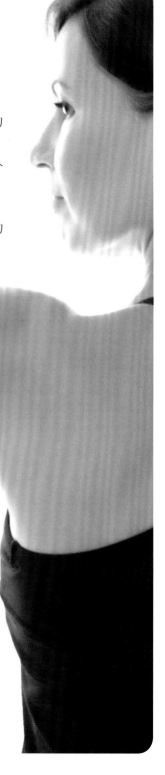

🕐 6 分鐘

合 10 滴檸檬精油與 1 茶匙的荷荷芭基底油。

- 將少量按摩油倒入手掌中，然後強力地將油揉擦到另一隻手的手臂內側，從肘部向肩部方向移動。
- 接下來，抓住上臂的三頭肌，朝著自己的心臟方向大力揉捏外側手臂。
- 換手臂，並重複上述步驟。
- 此按摩法僅可在夜晚使用，因為檸檬精油會增加肌膚對陽光的敏感度。

柔軟、光滑的臉龐與脖子

🕐 4 分鐘

混合 2 滴大馬士革玫瑰精油和 1 茶匙的琉璃苣基底油。

- 進行此按摩時，你的皮膚必須先完全清潔乾淨。
- 倒一些按摩油到手掌內，以雙手搓揉的方式溫暖手裡的油.
- 將手指放在下巴的位置，和緩地向上按摩，輕輕將皮膚往上帶向太陽穴——絕不可向下。
- 重複此步驟數次。
- 然後，在眼睛下方的皮膚上（眼袋會出現的位置），以輕輕畫圓的方式，從鼻梁到眼角方向按摩。
- 最後，輕輕揉捏可能形成雙下巴位置的頸部皮膚。

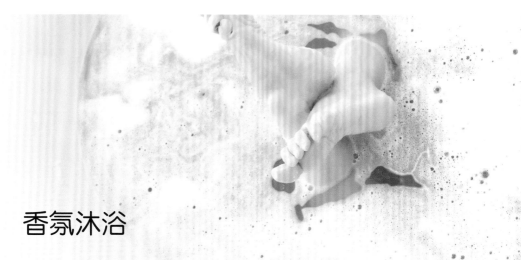

香氛沐浴

有哪種美容護理可以自誇，照護你的同時還能令你愉悅地放鬆呢？答案是泡個添加了芳香精油的澡。因為水的浮力，我們的身體會感到輕盈、關節放鬆、肌肉不緊繃、毛孔張開，而且我們的心靈感到自由自在，這也是精油最能夠有效發揮長處的時刻。根據不同的精油選擇，你可以擁有一個既能排毒，又能燃脂或去角質的沐浴時光，而且還能不斷享受令人心情愉快的香味。

需要準備些什麼呢？

精油不溶於水，直接倒入水中會灼傷你的皮膚。你必須先將精油與能在澡缸水中擴散，並且能與精油結合的物質混合。你可以購買沐浴基底油（bath oil base），或者是使用天然乳化劑，也可使用海鹽、小蘇打（bicarbonate of soda）、瀉鹽（Epsom salts）或死海鹽（Dead Sea salt）。

沐浴基底油

可在藥房、健康產品店或網路購得。調配比例是 1 湯匙的沐浴油，配上 10 滴精油。這是目前市面上最佳的精油乳化劑（又稱精油分散劑）。

海鹽

海鹽含有豐富的礦物質，且具有清潔的特性，與精油搭配使用可發揮良好功效。在一把鹽中滴入 10 滴精油，然後再把它們加入浴缸水中。

小蘇打

與海鹽的使用方法類似，但還多了軟化和抗菌的作用。滴 10 滴精油到一把小蘇打中，再把它們加進泡澡水中。若你想要舒緩痠痛的大腿或是疲憊的雙腳，可在 3 湯匙的小蘇打中滴入 5 滴精油，然後再加進澡盆或溫的泡腳水中。

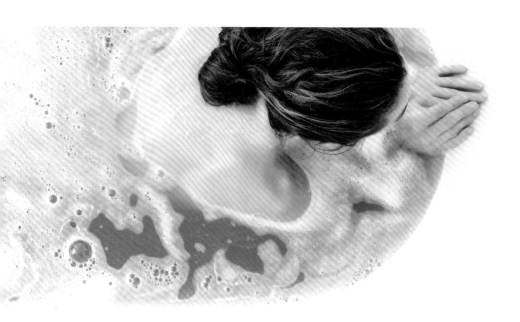

瀉鹽與海鹽

　　這兩種鹽所具有的放鬆、鎮靜、療癒的功效能夠與精油的益處妥善結合。在一把瀉鹽或死海鹽中添加 10 滴精油，然後再加入泡澡水中。

作法

　　雖然這些步驟會需要多花點心思，但想想你能獲得的獎勵——無所事事的樂趣，以及隨著身體逐漸舒緩、平靜、輕盈，思緒在裊裊蒸氣和香氛中流轉。

- 暫別電話、孩子和狗兒，大聲宣佈在接下來的一個小時中，**禁止任何人打擾你。**
- 把需要的工具放在舉手可得之處，如：沐浴刷、擦洗身體用具和去角質產品。
- 泡一杯放鬆心神的花草茶，然後在浴室裡清靜地休息。
- 將精油與你所選擇的沐浴基底油或精油乳化劑（參見第 36 頁）混合後，在浴缸放水並將水溫控制在攝氏 38 度，澡缸水準備好後倒入混合物，並用手攪拌均勻。
- 把臉洗乾淨，然後準備兩個泡過花草茶的敷布，以便在洗澡時熱敷眼睛。
- 放背景音樂能幫助放鬆（像是莫扎特的古典樂就很棒）。
- 讓自己沉浸在泡澡的氛圍中，閉上雙眼、熱敷，讓幸福感包覆身心。
- 不論是使用磨砂膏還是去角質用品，請在進行其他美容護理程序前至少先等個幾分鐘。充分利用這個空閒時間，並好好品味這個能夠遠離日常壓力的時刻。
- 20 分鐘後，起身離開澡缸。
- 穿上浴袍。

絕佳的沐浴療法

去角質

　　在碗裡混合1杯（200毫升）小蘇打、1杯（200毫升）瀉鹽、1杯（200毫升）海鹽，以及15滴薰衣草精油。

- 浴缸放水（溫度控制在攝氏38度），把前一步驟的混合物倒進泡澡水後，好好享受20分鐘舒適的泡澡時光吧！
- 泡完澡沖溫水，以便把皮膚上殘餘的鹽分沖洗乾淨（不需再用肥皂或沐浴乳清洗身體）。

回春

　　混合5滴檸檬精油、5滴薰衣草精油，以及5滴茶樹精油後，添加1湯匙的沐浴基底油。

- 把上述混合物倒進溫熱的浴缸水中，然後用手攪拌混合。
- 這個泡澡配方僅可在夜晚使用，因為檸檬精油會增加肌膚對陽光的敏感度。

泡泡浴

　　真是累人的一天啊！你充滿壓力且筋疲力竭地回到家中。也許你已經有各式各樣祛除壞情緒的小技巧，不讓壞情緒破壞家中氣氛。但是，這裡還有個值得嘗試的好方法：泡個提振精神且讓人充滿活力的澡，讓無數輕盈的泡泡消融你的憂慮。

- 在碗裡混合2湯匙的小蘇打、2茶匙的檸檬酸（可在藥房或網路購得）。
- 添加15滴檸檬精油和10滴胡椒薄荷精油，攪拌均勻以確保兩者充分混合。
- 最後，再添加6湯匙瀉鹽，並充分攪拌使所有材料混合。準備好後，在浴缸放水，添加2湯匙已調配好的發泡入浴劑，接著跳進浴缸享受泡澡的樂趣吧！
- 把剩餘的發泡入浴劑用個漂亮、有蓋子的玻璃瓶封存起來，以便日後對付壞情緒時可隨時使用。

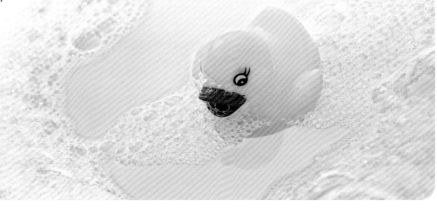

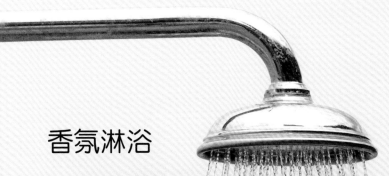

香氛淋浴

　　早晨再次出門勇敢地面對世界前，你是否想在一成不變的晨間例行公事中增添一些寵愛自己的元素呢？

　　幾滴精油就能讓淋浴時的蒸氣裡散發香氣，可以先喚醒你的嗅覺，接著喚醒整個身體，這是芳香療法保證能為你做到的。這個香氛淋浴不會拉長晨間淋浴的時間，因為你可以直接把精油添加到沐浴露裡。淋浴完把身體擦乾，時間還早得很，你接下來就可以開始迎接有著成千上萬待辦事項忙碌的一天。

作法

- 把自己常用的沐浴露倒進手中，滴 2 ～ 3 滴精油後，用手指攪拌混合。
- 混合好後把沐浴露塗在濕潤的肌膚上，輕柔地予以按摩後，用水沖掉。
- 最後用溫水（最好是冷水，但是一大早洗冷水可能對身體太刺激）將自己沖洗乾淨，以強化血液循環。建議從腳開始一路往上沖洗到肩膀，且著重於沖洗大腿內側、胃部以及胸部。
- 用大毛巾輕柔地把身體擦乾（不是用搓的）。

個人專屬沐浴露

　　嘗試過帶有精油香氛的淋浴後，這就成了你晨光時間的美容祕訣，在專屬你的時刻，讓精油的香氛停留在肌膚上。剛開始你可能樂於實驗並享受不同的香氣，今天試試薰衣草，隔天試試胡椒薄荷，一段時間後，你必定已經知道哪一個（或哪些）精油對你的肌膚是最有效的。

　　這時就可以為自己特製專門的精油沐浴露了，這樣每天早上就不需再花時間準備。請買一瓶 200 毫升裝的無香基底沐浴露（shower gel base，可在販售天然美容產品的商店或網路商店購得），並添加 40 滴精油。你可以同一種精油滴 40 滴，或是兩種不同的精油各 20 滴，也可以四種不同的精油各 10 滴，但是最好不要混合超過四種精油。

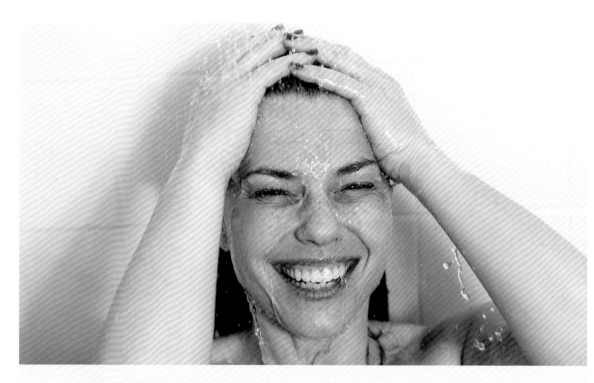

三款絕佳的沐浴露

💧 舒緩疲勞、痠痛的大腿

將 2 滴檸檬精油混合到你常用的沐浴露，從腳開始，往上朝心臟的方向清洗。淋浴的最後用溫水（冷水最好！）沖腿部做為結束，步驟為：從腳踝開始以畫圈的方式沿著大腿沖到臀部。再將冷水（你應該已經習慣溫度了）帶到腳底，從小腿肚開始往上沖到臀部一分鐘，然後換腳。這個淋浴法只能在晚上使用，因為檸檬精油會增加皮膚對太陽的敏感度。

💧 讓你感到鎮靜與清新

這款沐浴露可能是你最佳的夏日良伴。將 20 滴薰衣草精油和 2 滴胡椒薄荷精油滴入乾淨的 250 毫升瓶中，然後加滿無香基底沐浴露。每次使用前先搖勻。

💧 喚醒睡眼惺忪的你

喚醒睡眼惺忪的人絕非易事，這款沐浴露對皮膚和頭髮來說相當溫和，同時也能協助你開始嶄新的一天。將 50 毫升小麥胚芽基底油，20 滴胡椒薄荷精油，以及 20 滴薰衣草精油倒入乾淨的 250 毫升瓶中，然後加滿無香基底沐浴露。每次使用前先搖勻。

香氛肥皂

作法

- 削下 90 公克（3 盎司）無香的純馬賽皂（Marseille soap，可在網路或銷售天然美容產品的商店購得），或是使用相同重量的肥皂片。
- 用隔水加熱的方法（參見第 32 頁）把肥皂融化，在加熱的同時輕輕攪拌。
- 將基底油和自己選好的精油混合在一起（參考底下的項目來選擇），把已經融化的肥皂從平底鍋中取出，然後加入剛剛混合好的基底油／精油混合物。
- 再次攪拌。將溫熱的混合物倒入矽膠模具中，放置 24 小時乾燥後再將肥皂從模具中取出。

三款絕佳的肥皂

年輕肌膚專用

混合 1 湯匙榛果基底油，20 滴茶樹精油和 20 滴檸檬精油，一把融化的肥皂拿出平底鍋，就把基底油／精油混合物攪拌進融化的肥皂裡。

嬌嫩肌膚專用

混合 1 湯匙甜杏仁基底油和 40 滴薰衣草精油。一把融化的肥皂拿出平底鍋，就把基底油／精油混合物攪拌進融化的肥皂裡。

脫屑肌膚專用

混合 1 湯匙甜杏仁基底油，1 茶匙磨碎的杏仁，以及 20 滴檸檬精油。一把融化的肥皂拿出平底鍋，就把基底油／精油混合物攪拌進融化的肥皂裡。

純露（花水）

純露（hydrolates），也稱為水溶液（hydrosols）、花水或藥草水，但或許更應該被稱為「精露」（essential waters），因為它們如同精油一般，是透過蒸餾藥草和花卉所製成。植物材料在蒸餾過程中會產生兩種不同的產物，浮在表面上的是精油，而精油下方就是純露（即含有水溶性植物材料的溶液）。兩者都富含原始植物的活性成分，然而活性成分凝聚最多的是在精油中。與精油不同的是，純露可以直接使用在皮膚上，也可以混合在乳液或香水中使用。在居家環境中也很有用，因為強度比精油低得多，所以也可以比較放心地運用在化妝品或食譜中，這也意味著準媽媽、哺乳中的媽媽和嬰兒可以安全地使用。純露甚至可以口服。

明智地選擇

對於純露，你不應該購買次級品。你要是知道市面上有多少不純淨、經過稀釋、偽造，甚至是受到汙染的純露在販賣流通，絕對會非常震驚。請一定要堅持以下原則：只購買 100％ 有機，以及不含防腐劑的產品。就跟挑選精油的標準一樣，純露的產品標籤上應註明拉丁學名（以檸檬純露或檸檬花水來說，就是標明 Citrus limonum），以及「hydrolate」、「hydrosol」、「餾出液」 或「蒸餾」等字眼，也要標註是否有任何其他添加成分等。可能的話，可以試聞一下純露，即使它的香味不如精油那麼強，應該還是非常明顯的。最後，價格也是一個很好的指標，如果價格非常低，這個產品很可能是仿冒品，可能也會缺乏活性成分和帶來任何有益健康、美容的好處。

悉心照護

純露和精油類似，都對陽光和熱度非常敏感。由於它們的芳香分子含量極少，所以不易保存，因此最好存放在冰箱中，可以避免溫度和光線的變化。在沒有添加任何防腐劑的情況下，若把純露存放在陰涼的環境中，其活性成分從製造之日算起，能保持數個月的強度，如果瓶子上的標籤沒有標示這些細節，請務必詢問店家。

哪裡買

市面上純露的最佳來源是藥草師，以及銷售有機產品的商店。網路商店也是非常有用的，一些商家會標榜銷售「純的」、「有機的」，微量過濾且價格合理的產品。這些網站也會盡可能販售自製化妝品所需的各種用品，如：噴霧瓶、滴管、基底沐浴露等。信譽良好的網站甚至會進一步採行環保理念，把純露裝在不含塑化劑鄰苯二甲酸酯（phthalates）和雙酚（bisphenol）的可回收塑膠瓶中。

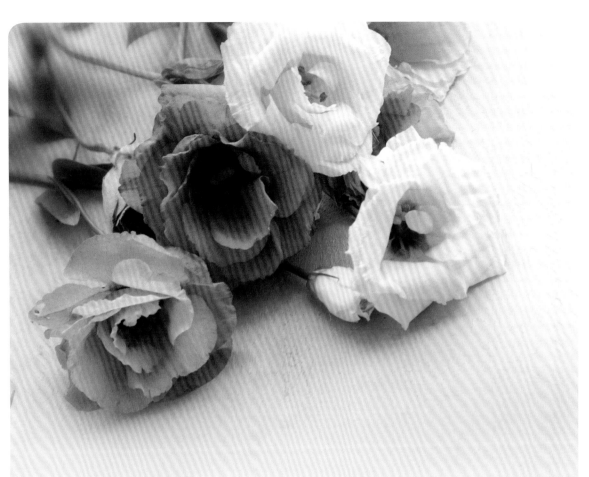

五大必備純露

- 薰衣草具有舒緩、淨化的特性，能夠紓緩過敏肌膚、曬傷、燒傷等等。

- 迷迭香可以使體外（皮膚上）和體內（肝臟和其他內臟）煥然一新和活化。

- 玫瑰的收斂效果，能夠用於治療玫瑰斑和濕疹。

- 洋甘菊能夠減輕皮膚的敏感性和眼睛的過敏。口服時，還可以防止寄生蟲感染以及鎮靜神經。

- 橙花能讓各種類型的肌膚恢復活力。口服時，能夠提升睡眠品質。

香氛去角質霜

　　我們可憐的肌膚隨時承受著各式各樣的襲擊，已到了近乎無法呼吸的地步。它仍勇敢試著保護我們免受環境侵害，以及維持體溫穩定、傷口癒合等重大任務，如果我們能夠助一臂之力，它的工作成效將會更為強大。

　　我們很自然地會運用保濕、抗老化面霜，以及化妝來掩蓋歲月的痕跡，協助肌膚恢復活力卻是我們比較會忽略的方法。有了精油，就可以讓去角質成為你每天的美容保養項目，而透過磨砂膏除去老廢細胞、髒汙來清潔皮膚，還可以增強他們的功效。

作法

　　使用去角質磨砂膏的最佳時機是洗澡或泡澡前，因為之後可以直接沖洗乾淨。你也可以在淋浴時，使用去角質磨砂膏，只要記得在塗抹磨砂膏時將蓮蓬頭的水關閉，塗抹完畢再沖洗乾淨即可。但是，這也出現了個問題：你該在乾燥還是濕潤的皮膚上塗抹磨砂膏呢？這就取決於你的皮膚狀況了，如果是敏感肌，在乾燥的皮膚上塗抹可能就會不太舒服。無論你是把磨砂膏塗抹在乾燥或濕潤的皮膚上，請記得以畫圓的方式塗抹，並專注在皮膚較硬的區域，像是膝蓋、手肘和腳跟。慢慢來，不急！

三款絕佳的身體磨砂膏

清爽磨砂膏
混合 2 湯匙精鹽、3 湯匙黑糖（brown sugar）、3 湯匙摩洛哥堅果基底油以及 3 滴胡椒薄荷精油。塗抹在皮膚上後搓揉，然後小心地用幾近冷水的水沖洗乾淨。

抗橘皮組織磨砂膏
混合 3 湯匙咖啡渣、3 湯匙甜杏仁基底油，以及 4 滴檸檬精油。在目標位置以畫圓的方式塗抹，如膝蓋、大腿、屁股、臀部、腹部或手臂。塗抹完畢，再用溫水沖洗乾淨。

全方位適用磨砂膏
混合 5 湯匙法國綠礦泥粉（French green clay）、5 滴茶樹精油，以及少量的水，製成濃稠糊狀物。塗抹在濕潤的皮膚上並搓揉，搓揉完畢用大量溫水沖洗乾淨後再用冷水沖一次。

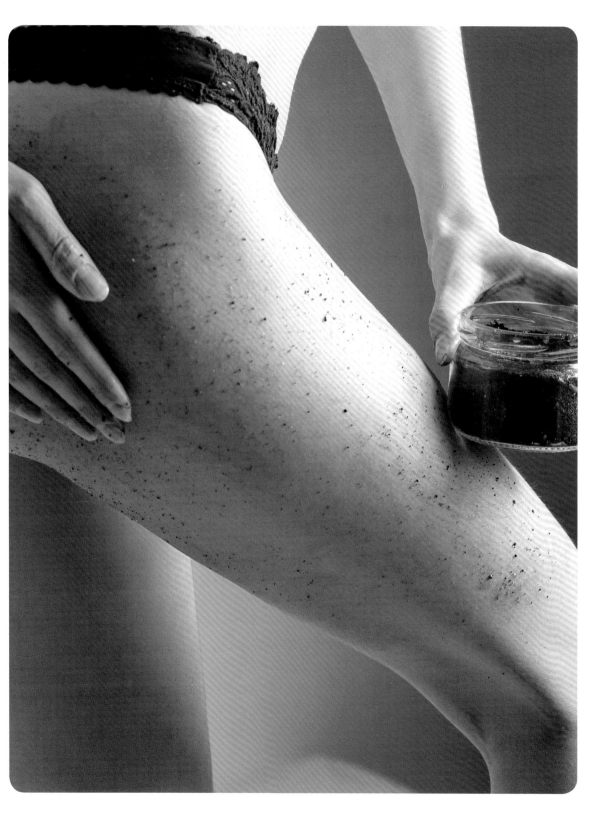

滋養肌膚保濕霜

如果女人只能擁有一種美容產品，大部分人會選擇保濕霜，而保濕霜就像人的第二層皮膚。

每天早晨，我們會擦保濕霜以抵禦各種外來攻擊；夜裡，擦保濕霜則像是成了睡衣的一部分；到了夏天，我們也會擦保濕霜預防乾燥和曬傷。它對保持肌膚柔軟與光滑是必不可少的。若加入精油，你的皮膚還能額外獲益於精油的抗老化、修復、抗氧化和軟化肌膚的特性。想讓肌膚感覺起來像絲綢般的光滑，請善用精油製作自己專屬的美容產品。

如何使用呢？

將少許香氛乳液、乳霜或保養油倒進手中，然後平順、輕柔地從四肢朝向心臟的方向塗抹在皮膚上：從腳開始往上抹，腳掌、小腿、大腿、屁股、腹部，然後換另一邊的腳掌、小腿和大腿，接著再擦手和手臂。接下來，很重要的一個步驟是用溫暖的浴袍把自己包裹住，讓精油可以完全發揮功效。

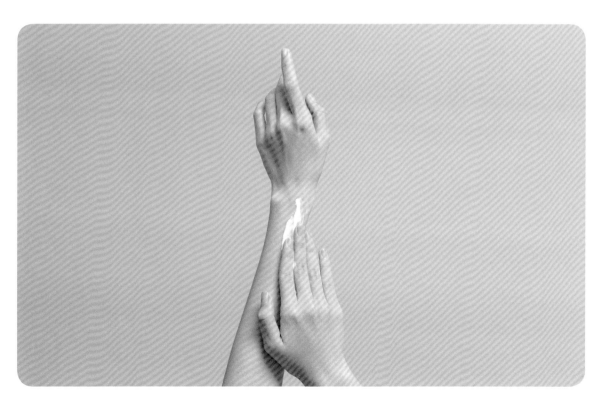

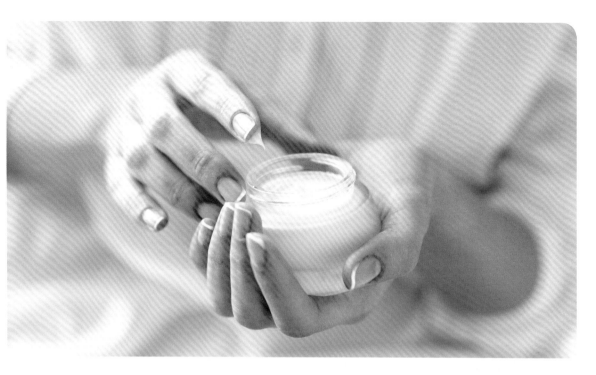

三款絕佳的保濕霜

肌膚絲滑滋養油

在 300 毫升的瓶子中，混合 5 湯匙摩洛哥堅果基底油、5 湯匙杏桃核仁基底油、15 滴薰衣草精油，以及 5 滴檸檬精油。此款保濕霜只能在夜間使用，因為檸檬精油會增加皮膚對太陽的敏感性。

超級修復膏

將 1/2 茶匙白蜂蠟、1 湯匙荷荷芭油，以及 3 湯匙的昆士蘭堅果基底油放入耐熱玻璃罐中。將玻璃罐放入加了水的鍋子中，用隔水加熱法將其融化，過程中持續攪拌。把瓶子從鍋子中取出後，加入 2 湯匙玫瑰純露，再加入 10 滴薰衣草精油，並持續攪拌直到所有成分均勻混合即可。這款修復膏可放在冰箱中保存一個月。

雙效保濕膏

將 5 湯匙乳木果油和 2 湯匙摩洛哥堅果基底油放入耐熱玻璃罐中。將玻璃罐放入裝了水的鍋子中，用隔水加熱法將其融化。把罐子從鍋中取出後，慢慢地加入 10 滴薰衣草精油、5 滴檸檬精油，以及 5 滴大馬士革玫瑰精油並持續攪拌。這款保濕膏對乾性髮質者來說，也是非常棒的護髮產品，而且可在冰箱中存放一個月。此款保濕膏只能在夜間使用，因為檸檬精油會增強皮膚對太陽的敏感性。

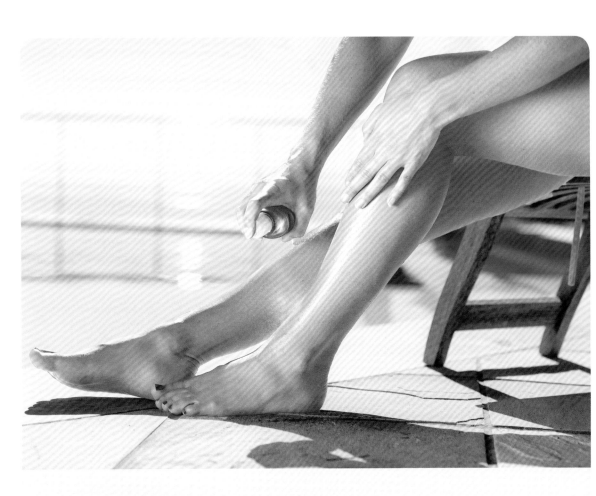

防曬措施

眾人皆知最好的防曬措施就是躲在陰涼處！

　　有些人持續忽視以獲證實的健康建議，他們不願做防曬，有些人好一點會使用化學產品來防曬，這些產品可能有效，但是不一定對健康有益，而且會危害地球。在家用精油自製的防曬產品也許不像商店購買的產品精緻，但是它們對環境友善，對皮膚也很溫和。為了曬出一身古銅色肌膚，不妨善用天然產品保護你的肌膚，並依照指示安全使用——注意不要在陽光下曬太久，避開高峰時段（正中午～下午 4 點），還有請戴帽子、太陽眼鏡。

三款絕佳的防曬產品

身體防護噴霧

將 100 毫升芝麻基底油，200 毫升荷荷芭油，以及 5 滴胡椒薄荷精油倒入 300 毫升噴霧瓶中。每次曬日光浴時使用，使用前先搖勻再噴灑到臉部以及身體上。

舒緩痱子爽身噴霧

將 200 毫升薰衣草純露，50 毫升胡椒薄荷純露，以及 50 毫升玫瑰純露，倒入 300 毫升的噴霧瓶中。搖勻，每天在長痱子的地方噴灑兩次。

清爽噴霧

將 300 毫升的水，6 滴薰衣草精油倒進 300 毫升的噴霧瓶中。將此溶液放置一周，這段期間每天需搖動一次，一周後方可使用。每次曬完日光浴後，將噴霧噴在臉部、頸部、乳溝和肩膀。使用前先搖勻，因為精油不會與水混合。

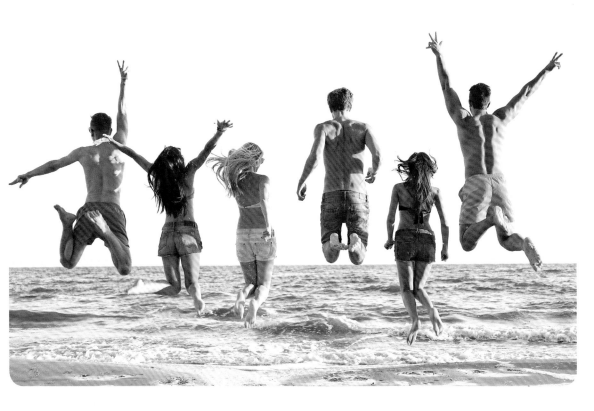

手部護理

　　我們要求雙手全年無休地每天工作二十四小時，無論颱風、下雨、寒流，或是熱浪來襲，我們都沒有好好照護它們。這也難怪最先出現老化跡象的就是我們的雙手。幸虧亡羊補牢為時不晚，你可以善用下面這些保養方法，來提供雙手所需的一切護理。

作法

　　將護手霜或護手油塗抹一些在手背上，然後像洗手般的搓揉雙手，好讓它們分佈均勻。接著從指尖開始輕柔地按摩到手腕，記得在每個指甲上多停留幾秒鐘。

三款絕佳的護手產品

速成手部磨砂膏

在小碗裡混合 3 湯匙法國綠礦泥粉、10 滴薰衣草精油，以及少許溫水，調製成濃稠的糊狀物。每周在手背上塗抹一次，以畫圓的方式搓揉，再用清水沖洗乾淨。

手套療法

在小碗裡混合 1 湯匙橄欖油，以及 6 滴檸檬精油製成護手油。睡覺前塗抹大量的護手油在手上後，再戴上一雙棉質手套，整晚都要戴著，等早晨醒來後再用清水沖洗雙手。每周可進行此療法一次。

強化護甲油

在 10 毫升瓶中混合 20 滴檸檬精油，以及 8 毫升小麥胚芽基底油。晚上時，用這款護甲油慢慢按摩每個指甲，尤其是指甲邊緣和指甲旁的甘皮 (cuticle)，按摩完用紙巾擦拭。每周進行 1-2 次此護理療程。

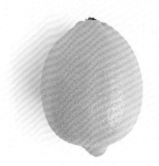
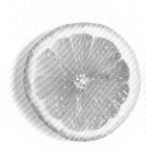
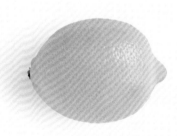

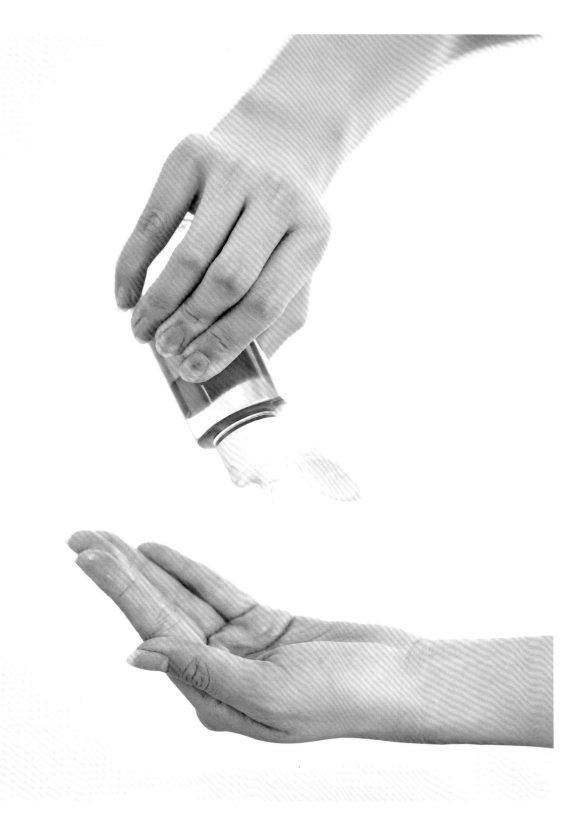

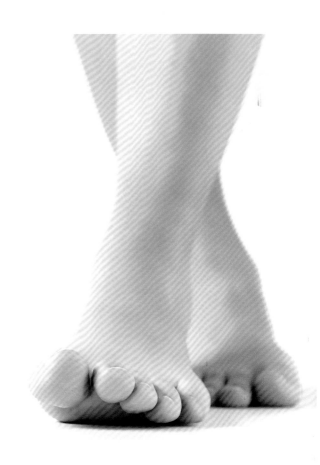

足部護理

　　你有乾燥、粗糙、長繭的腳底嗎？腳ㄚ子每天都緊緊束縛在鞋子中，這是它們的自我保護機制。

　　因為足部皮脂腺分佈的關係，即使我們穿著會「呼吸」的鞋子，腳掌本身還是乾燥的，因此足部保濕和滋養都是基本功，缺一不可。足部護理不僅能讓雙腳皮膚柔軟，還能讓它們繼續帶領我們輕鬆地大步前行，而不是每跨出一步都會感到窒息、疼痛、腫脹，還狂長雞眼。以下配方所選用的精油都具有強力修復療效，即使應對受損嚴重的肌膚也沒問題。

三款絕佳的足部護理配方

清爽護足霜

用隔水加熱法，將 4 湯匙的乳木果油融化。把鍋子拿離火源後，添加 5 滴檸檬精油、5 滴薰衣草精油，並加以均勻混合。等到混合物冷卻後，再用此乳霜搓揉雙腳直到完全吸收。

防長水泡按摩油

將 1/2 茶匙甜杏仁基底油倒入手掌中，加入 4 滴茶樹精油後，用手指攪拌均勻。把按摩油塗抹在足部因摩擦而腫脹的區域後，透過仔細按摩讓皮膚吸收。

幸福足部磨砂膏

在一大盆溫水中加入 5 湯匙小蘇打、5 滴迷迭香精油，用手攪拌均勻後，泡腳 10 分鐘。把雙腳抽離水中後，不要沖洗也不要擦乾，先取少量小蘇打，用力搓揉腳背；再取另一把小蘇打，搓揉腳底和腳跟。換腳，重複以上步驟。搓揉完後仔細地用溫水沖洗雙腳，清除腳上殘留的小蘇打。

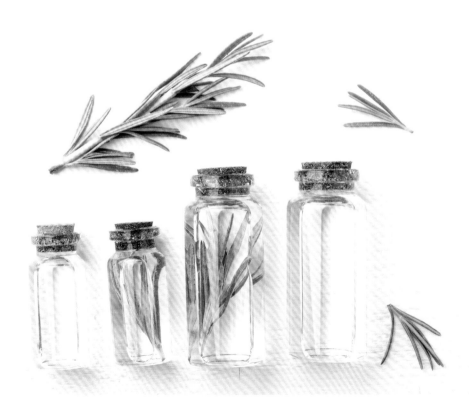

香氛體香劑

最近，許多販售的體香劑因含致癌物鋁和對羥基苯甲酸，面臨健康衛道人士強烈的炮火攻訐。

然而，我們總得做些什麼來抑制汗味啊！這時再次輪到具殺菌功效的精油大顯身手，以天然方法消除那些製造臭味的細菌。

作法

洗完澡，仔細擦乾腋窩和腳掌後，塗上自製的體香劑。如果你無法忘懷滾珠體香劑有多方便、好用的話，別擔心，你可以購買空的滾珠瓶使用。

三款絕佳的體香劑

速成體香乳霜

取一些你平常用的臉部或身體保濕霜，添加 1 滴薰衣草精油和 1 滴胡椒薄荷精油，用手指予以充分攪拌後，將其塗抹在腋窩。

腋窩 / 足部體香劑

倒一茶匙濃度 90％的乙醇，並添加 1 滴胡椒薄荷精油。用化妝棉沾取混合物後，塗抹在雙腳和 / 或腋窩。

超清爽足部噴霧

取一個有蓋子或塞子的不透明容器，倒入 40 毫升蘋果醋（cider vinegar）、20 滴檸檬精油、20 滴薰衣草精油、20 滴胡椒薄荷精油，以及 100 毫升的蒸餾水，將容器密封後，大力搖動容器以便內容物可以充分混合。將容器置放一周，並每天搖動容器一次，之後再將混合物倒入噴霧瓶中。每天早晚沖洗雙腳後，予以噴灑。

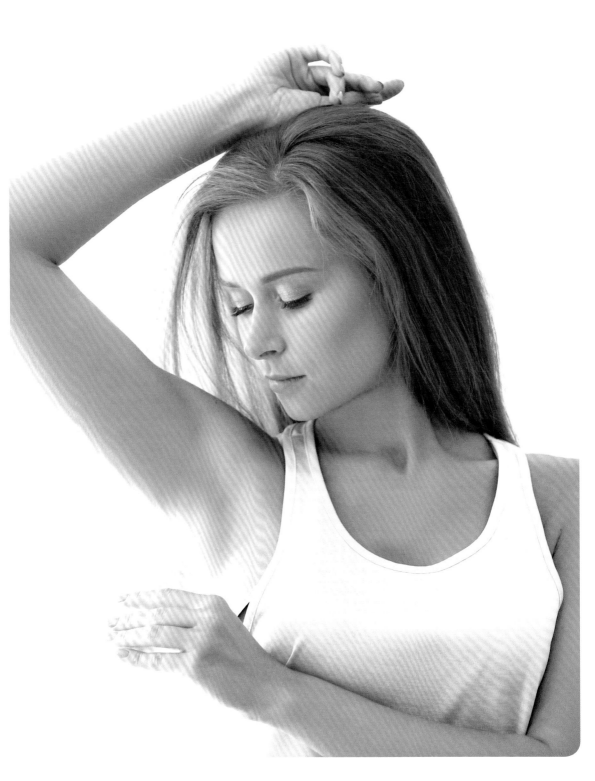

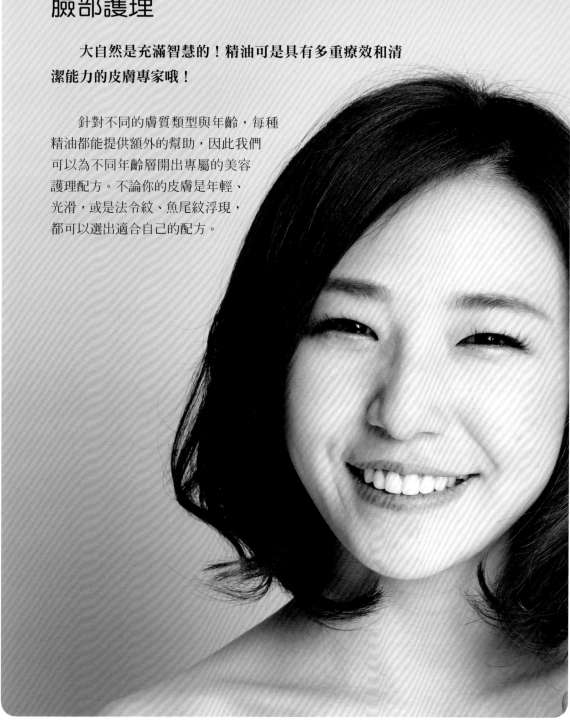

臉部護理

大自然是充滿智慧的！精油可是具有多重療效和清潔能力的皮膚專家哦！

針對不同的膚質類型與年齡，每種精油都能提供額外的幫助，因此我們可以為不同年齡層開出專屬的美容護理配方。不論你的皮膚是年輕、光滑，或是法令紋、魚尾紋浮現，都可以選出適合自己的配方。

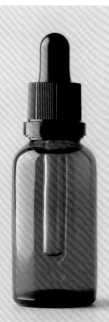

你適合那種精油呢？

油性或問題肌——可選用薰衣草、檸檬、茶樹、胡椒薄荷或桉油醇
　　　　　　　迷迭香精油。

乾燥或敏感肌——可選用薰衣草精油。

熟齡肌——可選用大馬士革玫瑰精油。

青少年階段……

　　有人會說，這麼年輕哪需要保養！真是這樣嗎？從青春期開始呵護肌
膚，可說是對未來的一種投資。你不必花上數個小時做保養，但是可以提
早習慣如何照顧自己的肌膚，像是清潔、去角質、保濕以及滋養等。及早
懂得肌膚護理將為往後的生活帶來好處。

 處方箋：
清潔與保濕。

微笑磨砂膏

- 將 1 湯匙橙花純露、2 湯匙甜杏仁基底油、1 滴**胡椒薄荷**精油，以及 2 湯匙杏仁粉倒入碗裡，製成濃稠糊狀物。
- 用指尖沾取少許磨砂膏，塗抹在臉部和頸部，以畫圓的方式按摩並在 T 字部位（前額、鼻子和下巴）加強。
- 重複上述畫圓動作直到磨砂膏用完為止，再用水沖洗臉部。
- 最後用軟毛巾仔細地擦乾。

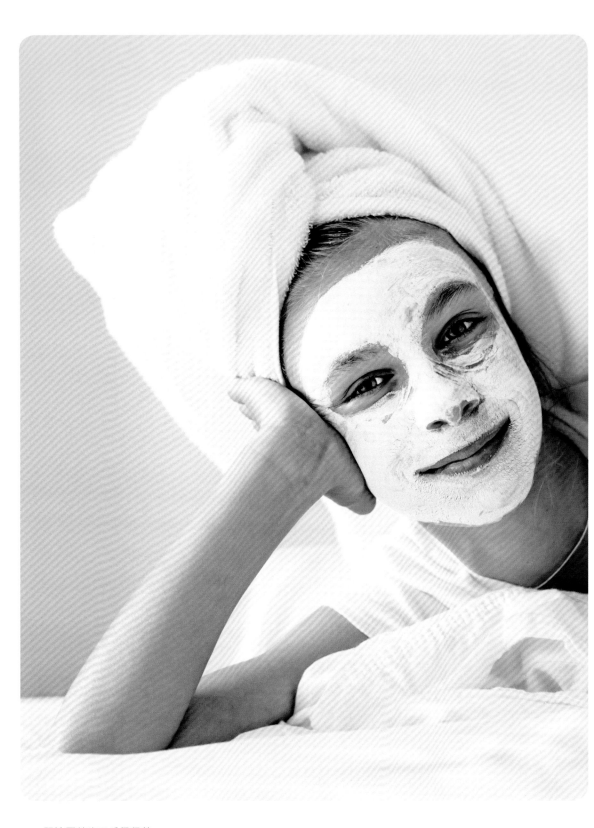

問題肌搶救面膜

- 將 3 湯匙法國綠礦泥粉和半顆檸檬汁倒入碗中，再加入 3 滴茶樹精油、2 滴胡椒薄荷精油，以及 1 滴檸檬精油，充分攪拌，直到混合物呈光滑糊狀。
- 在臉上厚厚敷上一層面膜糊，20 分鐘後再用溫水沖淨。

潔膚精華油

- 將 3 湯匙荷荷芭基底油，5 滴薰衣草精油，以及 5 滴桉油醇迷迭精油，倒入附內塞的深色玻璃瓶（如果有的話），再搖勻此混合液。
- 倒 3 至 4 滴上述的混合油到手掌，摩擦雙掌後，每天早晚塗抹於洗淨的臉上，並從臉部中央開始向外按摩到完全吸收為止。

晚安油

- 夜晚睡覺前，可迅速準備此油：將 2 毫升甜杏仁基底油倒入手掌中，並混合 1 滴大馬士革玫瑰精油，以及 1 滴薰衣草精油。
- 塗抹於已經清潔好的臉部上，並以畫圓的方式按摩。

保濕乳霜

- 將少許蘆薈膠、2 滴荷荷芭基底油，以及 1 滴薰衣草精油在手掌上混合。
- 你可以把它當成日霜，每天一早起來就塗在乾淨的臉上，也可以在晚上當成晚霜使用。

卸妝液

- 將 5 湯匙蘆薈膠、5 湯匙有機全脂牛奶，以及 3 滴薰衣草精油，倒入乾淨的瓶子裡，並予以搖勻，再將卸妝液倒在卸妝棉上。
- 仔細清潔臉部，但不需擔心乳液沾到頭髮，因為蘆薈對頭髮也有益處。
- 此款乳液可在冰箱存放一周。

注意！此卸妝乳液僅適用於清潔臉部，不可清潔眼部！

檸檬玫瑰護唇膏

- 用隔水加熱法在小鍋子中融化 15 克（1/2 盎司）乳木果油。
- 將融化的乳木果油拿離火源後，添加 1 滴檸檬精油，以及 2 茶匙玫瑰純露，攪拌混合、冷卻後，再倒入小的密閉容器中保存。

溫和爽膚水

- 在 10 毫升的噴霧瓶中倒入 3 湯匙薰衣草純露、3 湯匙玫瑰純露、2 湯匙蘋果醋，以及 5 滴茶樹精油。
- 使用前搖勻，並確保臉上無任何化妝品。

二十歲時⋯

　　你的細胞仍以驚人的速度更新著，且此時的皮膚是最為柔軟、最為容光煥發的。但是，潛藏的敵人也蠢蠢欲動、伺機而行：像是日曬過度、常常熬夜、吃垃圾食物、化妝品殘留，以及突然爆發的問題肌都是滴答作響的定時炸彈。因此，此時的你需要擊潰它們的計畫。

 處方箋：
掌控、淨化肌膚，並保護肌膚免受自由基侵害。

臉部無瑕磨砂膏
- 在碗中混合 2 湯匙洋槐花蜂蜜、1 湯匙裸麥麵粉、1 個蛋黃，以及 3 滴薰衣草精油。
- 攪拌混合，直到混合物呈光滑糊狀。
- 用指尖將磨砂膏以畫圓的的方式塗抹在臉部與頸部。
- 讓磨砂膏留在臉部 10 分鐘，再用檸檬水（水和檸檬汁比例可依個人喜好調配）沖洗乾淨。

注意！每周僅可使用一次，且使用完磨砂膏後需塗上極為滋潤的護膚霜保養。

淨化面膜
- 在小碗中混合 2 湯匙蜂蜜和 1 湯匙原味新鮮優格。
- 加入 2 滴茶樹精油和 2 滴桉油醇迷迭香精油後，攪拌均勻。
- 在前額、鼻子和下巴厚厚塗上此面膜。敷 25 分鐘後，再用檸檬水（水和檸檬汁比例可依個人喜好調配合）沖洗乾淨。
- 每周使用兩次。

美肌精華油
- 在有色的玻璃瓶（若有的話）中倒入 3 湯匙摩洛哥堅果基底油、1 湯匙甜杏仁基底油，以及 5 滴薰衣草精油。
- 搖勻混合後，倒 3 ～ 4 滴到手掌中，搓揉雙掌後，將精華油塗抹在乾淨的臉部肌膚（請於早晚臉洗乾淨後使用），並從臉部中央開始向外按摩直到精華油被完全吸收。

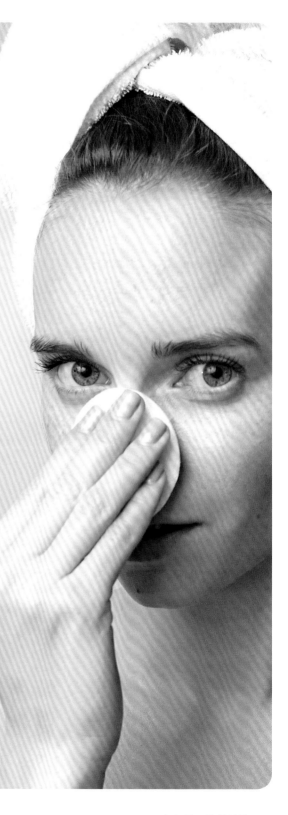

古早化妝水

- 將 25 克（4/5 盎司）乾燥玫瑰
  花瓣放入罐中，並加入 300 毫升
  玫瑰純露，50 毫升蘋果醋，以
  及 2 滴大馬士革玫瑰精油。
- 蓋上瓶蓋，放置 3 周，並遠離熱
  氣與陽光。過濾混合物後，倒入
  小噴霧瓶。
- 清潔臉部肌膚後，將化妝水噴灑
  在化妝棉上，再塗抹於肌膚。

卸妝乳

- 將 250 毫升全脂牛奶倒入碗中，
  並添加 25 克（4/5 盎司）杏仁粉，
  以及 1 滴大馬士革玫瑰精油。
- 攪拌後，放置一小時，再用薄的
  棉紗布或咖啡濾紙過濾。
- 將卸妝乳存放在密封的容器中，
  可在冰箱中保存一周。

注意！此卸妝乳僅適用於清潔臉
部肌膚，不可清潔眼部。

三十歲時⋯

以正面的角度來說，你已達到成熟的階段。回首當年二十歲的自己，你一定會認同地說現階段的你更懂得如何舒服地自處。

走出介於青春期和成熟期之間的尷尬階段，30 歲的你可以把自己視為真女人了。但另一方面，有個不太悅耳的消息是，雖然你的皮膚仍處於絕佳狀態，但是壓力、焦慮和懷孕等狀況，可能會在肌膚上留下影響，導致第一道細紋的產生。

 處方箋：

恢復活力、滋潤、滋養以及保護皮膚。使用磨砂膏加強臉部去角質，並定期進行臉部按摩以保持肌膚緊緻。

臉部去角質磨砂膏

混合 2 湯匙傳統燕麥片（rolled oats）、1/2 罐天然優格、少許鹽，以及 3 滴檸檬精油。取些磨砂膏在臉上按摩，並著重於額頭、鼻子和下巴上，但需避開眼睛和嘴巴周圍的區域。重複此步驟，直到磨砂膏用完為止。要小心的是：為了避免刺激皮膚，每周僅可使用一次。

補氧面膜

滴 2 滴胡椒薄荷精油和 3 滴大馬士革玫瑰精油到小碗中，並混入 50 克的礦物泥。用沾有玫瑰純露的化妝棉沾濕臉部，再於臉上厚厚塗上面膜泥。10 分鐘後，用溫水沖洗乾淨。

恢復活力保養油

在有色的玻璃瓶中倒入 60 毫升摩洛哥堅果基底油、40 毫升聖約翰草浸泡油和 10 滴大馬士革玫瑰精油。每天早上在乾淨的肌膚上塗抹，裝有保養油的瓶子需存放在陰涼處（遠離熱氣與陽光）。

阿拉伯晚安油

在附帶內塞的瓶子裡滴 6 滴大馬士革玫瑰精油、3 滴檸檬精油和 30 毫升摩洛哥堅果基底油。每晚使用前先搖勻，塗抹在乾淨肌膚上並輕輕按摩。

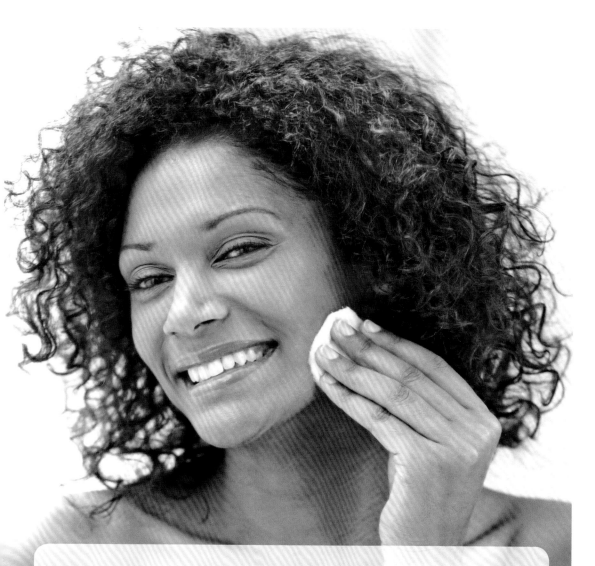

橙香保濕化妝水

在附帶蓋子的瓶子裡,倒入 300 毫升的橙花純露、2 滴薰衣草精油、2 滴檸檬精油和 10 滴的天然乳化劑或助溶劑(solubilizer)。每晚使用前先搖勻,然後將化妝棉在化妝水中浸濕後,擦在乾淨肌膚上並輕輕按摩。

花香護唇膏

用隔水加熱法,在小鍋裡融化 3 湯匙的乳木果油。將小鍋拿離熱源,在融化的乳木果油中滴 2 滴薰衣草精油,以及 2 滴大馬士革玫瑰精油後,攪拌均勻,待冷卻再倒進密封罐。

四十歲時…

　　最棒的年齡階段！（當然每個年齡都可這麼說，取決於我們正處於哪個階段。）也許有些女人到這個階段還不知道自己人生要的是什麼，但是絕對知道自己不要的是什麼！

　　這樣的自信呈現於外在的服裝、髮型與化妝上，一切近乎十全十美，如果老化跡象不來攪局會更棒，像是肌膚乾燥、皺紋進駐、膚色不均、日曬過度形成曬斑，以及眼部四周出現更多細紋等等。好消息是，美顏的方法可是有上千種呢！

 處方箋：
強化、刺激肌膚再生，使膚色更加均勻。滋養、活化肌膚，建議每周使用一次臉部磨砂膏，外加每天保濕。

陰陽調和臉部磨砂膏
將 3 湯匙傳統燕麥片磨成粉，加入 1 湯匙甜杏仁基底油，以及 3 滴薰衣草精油後，用指尖舀取一些磨砂膏並以畫小圓的方式塗抹在臉部與頸部。重複此步驟直到磨砂膏用完為止，之後再以清水沖淨（或可在水中加入一點薰衣草純露）。

平衡面膜
混合 1 湯匙乳木果油以及 4 滴薰衣草精油後，在臉部厚厚塗上一層，但避開眼、唇四周。敷 10 分鐘後，用浸泡過薰衣草純露的化妝棉擦拭乾淨。

幕絲面膜
將 1 個蛋黃、1 湯匙玫瑰果油、1 湯匙月見草基底油攪拌在一起後，再添加 1 茶匙洋槐花蜂蜜和 3 滴大馬士革玫瑰精油。塗抹在臉部、頸部和乳溝，等 20 分鐘後，再用浸泡過玫瑰純露的化妝棉擦洗乾淨。

豐潤彈力精華油
在 60 毫升的瓶子中，混合 2 湯匙琉璃苣基底油、2 湯匙月見草基底油，以及 4 滴大馬士革玫瑰精油。早晚各倒 3 至 4 滴混合物到手掌，搓揉雙掌，將精華油塗抹於臉部後，從臉部中央向外按摩至完全吸收。

伏特加保濕化妝水

將 100 毫升玫瑰純露，4 湯匙檸檬汁，1 湯匙伏特加，以及 2 滴胡椒薄荷精油倒入玻璃瓶，並搖勻。靜置一天一夜後，用化妝棉將此化妝水擦在臉部和頸部。

水潤豐盈護唇膏

以隔水加熱法融化 1 湯匙的乳木果油。將乳木果油拿離熱源後，添加 8 滴薰衣草精油，混合均勻後倒入小鍋中冷卻。

眼部精華液

在小玻璃瓶中混合 2 茶匙玫瑰果油、2 茶匙瓊崖海棠基底油、1 滴大馬士革玫瑰精油，以及 1 滴薰衣草精油後，搖勻。早晚清潔皮膚後，取 1 滴精華液擦在眼睛下方，並從眼睛內側開始輕輕按摩到眼睛外側。剩餘的精華液如果存放在陰暗處，可保存 3 個月。

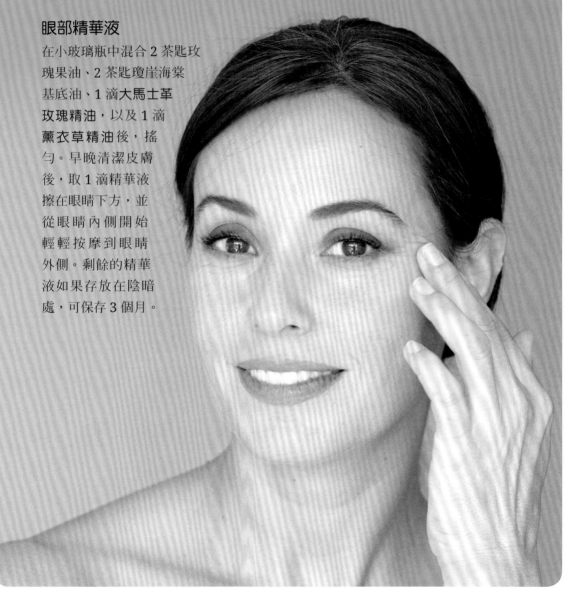

五十歲時…

　　這階段的你正與荷爾蒙搏鬥，體內外都處於動盪中，像是皮膚失去該有的色澤、皺紋增加、轉變為熟齡肌。臉部皮膚開始失去彈性、皺紋倍增，且不敵地心引力的力量。對那些沒在悉心照護皮膚的人來說，這個階段會是個災難，但是對於那些一直勤做美容保養的人來說，這就是獲得回報的時候了。

 處方箋：
強化肌膚，促進肌膚細胞更新，使膚色均勻，並滋養肌膚。

艷陽磨砂膏
混合 1 茶匙椰子粉、1 湯匙洋槐樹蜜，以及 2 滴薰衣草精油。將磨砂膏塗抹在鼻子、下巴以及額頭上，以畫小圓的方式按摩，最後再用溫水沖洗乾淨。

回春面膜
混合 1 湯匙乳木果油（先用隔水加熱法融化）、1/2 湯匙琉璃苣基底油，以及 4 滴大馬士革玫瑰精油。在臉上厚厚塗一層，並避開眼、唇區域，敷 10 分鐘後，再用浸泡過玫瑰純露的化妝棉擦拭乾淨。

除皺面膜
在碗裡壓碎 10 顆熟成的覆盆子後，加入 1 湯匙法式酸奶油（crème fraîche）、1 湯匙奶粉、1 湯匙小麥胚芽基底油，以及 5 滴檸檬精油。混合均勻後，在臉部和頸部塗上厚厚一層，敷 25 分鐘後，用檸檬水（水和檸檬汁比例可依個人喜好調配）沖洗乾淨。

保濕精華液
將 3 湯匙荷荷芭基底油，1 湯匙玫瑰果油，以及 5 滴大馬士革玫瑰精油倒入有內塞的 60 毫升瓶子裡。每天早上，將 4 滴精華液倒入手掌，摩擦雙掌後，再從臉部中央開始向外塗抹，直到精華液被完全吸收。

玫瑰色化妝水
將 3 湯匙玫瑰純露倒入一個小碗中，加入 3 滴大馬士革玫瑰精油，以及 20 滴天然乳化劑。搖勻後，將一些化妝棉浸泡於化妝水中，並將此棉片輕拍臉部和頸部，拍完後等 5 分鐘，再直接塗抹自己常用的面霜。

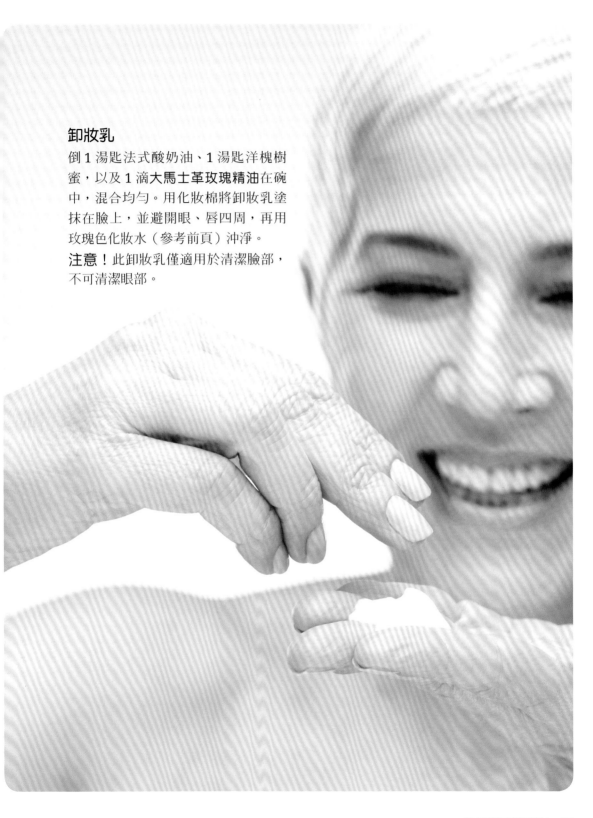

卸妝乳

倒 1 湯匙法式酸奶油、1 湯匙洋槐樹
蜜,以及 1 滴大馬士革玫瑰精油在碗
中,混合均勻。用化妝棉將卸妝乳塗
抹在臉上,並避開眼、唇四周,再用
玫瑰色化妝水(參考前頁)沖淨。

注意!此卸妝乳僅適用於清潔臉部,
不可清潔眼部。

六十歲以上時⋯

　　你正邁入嶄新的生活——壓力變小、更平靜，有更多空閒的時間。你也將從美容時光中獲益更多，然而，你的皮膚可能變得更乾燥且失去柔軟感，曬斑也開始出現在手臂、乳溝和臉上，且臉上皺紋加深。快快快！精油這就來拯救你了！

處方箋：
恢復、強化肌膚，對抗缺水問題，刺激最深層的皮膚細胞，以及滋養肌膚。

修復磨砂膏
在攪拌機中磨細 3 湯匙傳統燕麥片後，再加入 1 湯匙月見草基底油，以及 2 滴大馬士革玫瑰精油。用指尖舀起一些磨砂膏，以畫小圓的方式塗抹在臉部和頸部，重複此步驟直到磨砂膏用完為止，最後再用清水沖洗乾淨（或可在水中加一點玫瑰純露）。

禪風面膜
混合 1 湯匙蘆薈膠，以及 4 滴薰衣草精油後，在臉上厚厚塗一層（避開眼、唇四周），敷 10 分鐘後，用浸泡過玫瑰純露的化妝棉擦拭乾淨。

抗玫瑰斑面膜
塗抹晚霜前，混合 2 茶匙甜杏仁基底油，以及 10 滴檸檬精油。清潔肌膚後，將此混合油塗抹在臉上並輕輕按摩，等待 30 分鐘後，再用檸檬水（水和檸檬汁比例可依個人喜好調配）沖淨。

卸妝乳
將 2 湯匙荷荷芭基底油、4 湯匙蘆薈膠、1 湯匙玫瑰純露，以及 3 滴薰衣草精油倒入噴霧瓶中。使用前搖勻，倒一些在化妝棉上後，塗抹在臉上卸妝。
注意！此卸妝乳僅適用於清潔臉部，不可清潔眼部！

綠茶化妝水
先以文火將 250 毫升的水加熱至微微沸騰，再加入 1 茶匙綠茶葉，加熱 10 分鐘讓綠茶出味後，將茶湯過篩，倒入有蓋子的瓶子裡，並加入 1 茶匙液體蜂蜜，以及 4 滴薰衣草精油。搖勻，使用時將化妝棉在化妝水中浸濕，早晚塗抹於乾淨的皮膚上。此化妝水可在冰箱中保存 10 天。

去曬斑乳液

混合10滴檸檬精油、10滴茶樹精油,以及30毫升玫瑰果油後,將乳液塗抹於臉部,並以畫小圓的手法按摩。此乳液僅適用於夜晚,因為檸檬精油會增加肌膚對陽光的敏感度。

回春膏

將 1/2 茶匙蜂蠟、1 茶匙甜杏仁基底油,以及 1 茶匙可可脂以小火進行隔水加熱,過程中持續攪拌。將混合物拿離火源後,再加入 1 滴胡椒薄荷精油,2 滴薰衣草精油,持續攪拌後,倒入小鍋裡,放在冰箱保存。

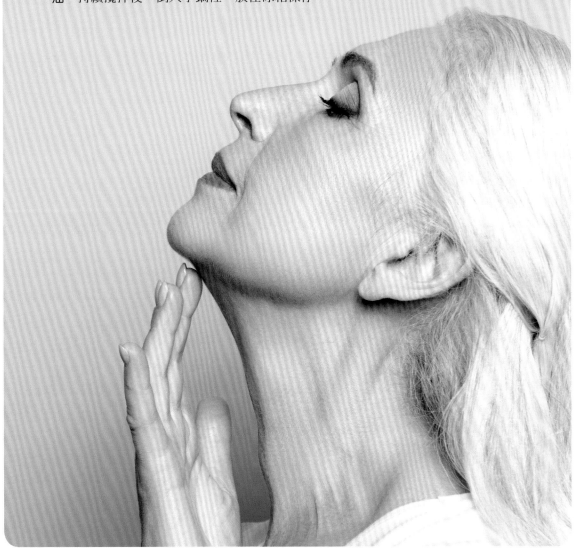

頭髮護理

　　你必須找到問題的根源，因為所有類型的頭髮，無論是乾燥、油膩、暗沉、稀疏或掉髮，都可用合適的精油進行調理。一旦找到對應的精油，你的頭髮會變得更亮麗，且受到精油天然的保護。這可是依據頭髮需求，創造合適洗髮精、髮膜、護髮乳的大好機會哦！

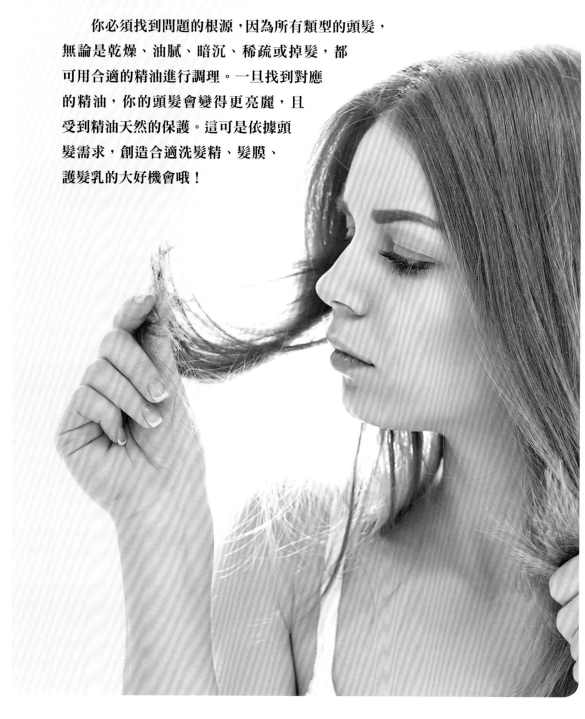

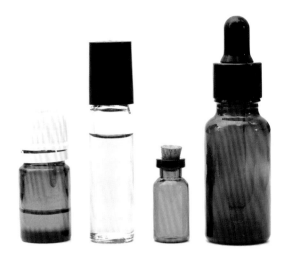

香氛髮膜

作法

　　髮膜適用於乾燥髮質。將精油與 100 毫升基底油混合後，塗抹於髮根，並將頭髮分層（像是染髮時一樣），一層層塗上髮膜。將剩餘的髮膜倒在頭髮上並按摩，確保它被充分吸收後，用保鮮膜包裹頭髮，再綁上一條溫熱的毛巾。等待 25 分鐘後，照常洗頭並沖洗乾淨。建議每周使用一次此調理法。

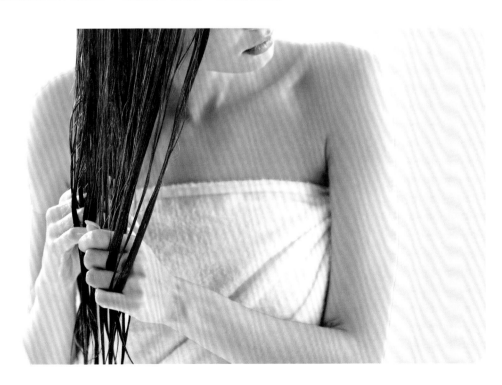

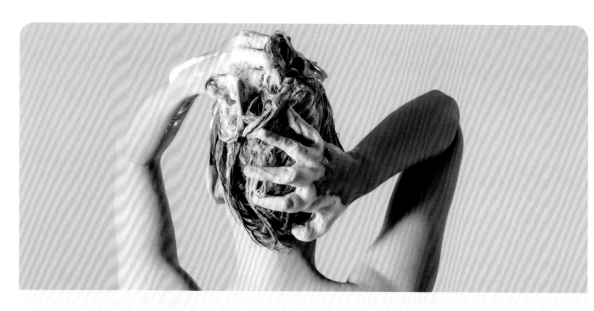

香氛洗髮精

作法

　　香氛洗髮精有卓越的成效，而且使用方法和普通洗髮精一樣簡單：將洗髮精塗抹於濕潤的頭髮上，用指腹按摩，讓洗髮精停留 5 分鐘後，再用大量的水沖洗乾淨。最後，再以最勇敢的方式結束洗髮——用幾近冷水的水沖頭髮。

三款絕佳的洗髮精

抗掉髮
將 10 滴桉油醇迷迭香精油，以及 10 滴檸檬精油倒入 500 毫升瓶裝的無香洗髮精（可於網路或售有機產品的商店購得）裡面。每次使用前先搖勻。

乾燥髮專用
將 10 滴薰衣草精油，10 滴桉油醇迷迭香精油，以及 1 湯匙紅花籽（safflower）基底油，倒入 500 毫升瓶裝的無香洗髮精中。每次使用前先搖勻。

油性髮專用
將 5 滴薰衣草精油，以及 10 滴檸檬精油倒入 500 毫升瓶裝的無香洗髮精裡。每次使用前先搖勻，並避免用過熱的水沖洗，才不會刺激頭皮的皮脂腺。

香氛護髮乳與潤絲精

　　無論是否有染髮或做挑染，我們都迷上了潤絲精，因為沒有它們的護持，自來水會讓頭髮變得粗糙、打結，而且使用化學合成的護髮產品有時也是弊大於利。

優質潤絲精及護髮乳

一般髮質適用的潤絲精

　　將 1 個蛋黃、1 茶匙甘油（可從化工原料行或網絡商店購得）、2 滴**桉油醇迷迭香精油**，以及 3 滴**薰衣草精油**攪拌在一起後，加入 1 湯匙奶粉，再攪拌至平滑乳霜狀。將潤絲精塗抹在已沖濕的頭髮上，再用指腹按摩頭皮，讓潤絲精停留 5 分鐘後，用溫水沖洗。最後用蘋果醋護髮乳（見下方）塗抹髮絲，這會使頭髮充滿光澤，還能去除硬水中讓髮色暗沉的水垢。

閃亮護髮素（所有髮質適用）

　　將 2 杯蘋果醋、10 滴薰衣草精油，以及 5 滴檸檬精油倒入容量 1 公升的玻璃瓶中，加滿水後，搖勻混合。洗淨頭髮後，將125毫升的護髮素倒入 1 公升溫水中，再用溫水最後沖一次頭髮。

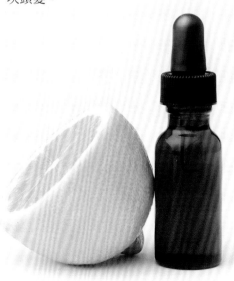

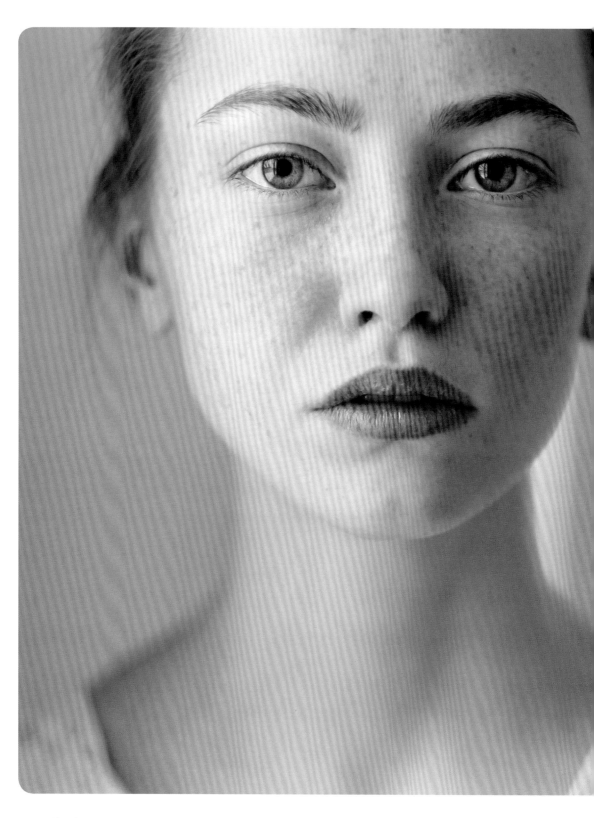

照護身心靈

　　無論是粉刺、青春痘、割傷、腫塊、感冒還是失眠的問題，你都可以發現本書推薦的六款精油對解決日常小毛病是多麼有效。準備對這些天然「藥物」的成效感到吃驚吧！本書所選擇的精油功效，能改善大多數會讓日常生活變得悲慘的疑難雜症，如果善用精油，其功效不但迅速、完善，還不必擔心副作用。精油是多功能的，只需幾滴就可以治癒病毒感染、讓空氣清新，或是促進血液循環。但是也別得意忘形了，精油的力量可是強大的，使用上可由不得你隨意即興發揮啊！本書所建議的精準劑量，請務必注意與遵守。

小提醒

- 精油不適用於長期治療。因此，你該遵循使用建議直到症狀消失為止；如果口服，則不可連續超過 5 天。
- 精油的作用非常迅速，所以如果在本書寫明的時間內沒有明確的成效，請停止使用。因為你的問題可能沒有正確地診斷出來，或是使用的精油不合適，請尋求專業的建議。
- 關於口服精油的建議，會因國家／地區而異。建議你，在使用標有星號 * 的精油配方前，請先找合格的芳療師諮詢。

心靈健康

焦慮

• 將兩滴薰衣草精油擦在手腕內側，有需要時就嗅聞一下。

神經衰弱

• 打開胡椒薄荷精油瓶，平靜地深深吸入此香氛（一天可進行數次）。

• ＊將 1 滴胡椒薄荷精油滴到 1/2 茶匙蜂蜜中，將混合物含服於口中，有需要的話，
  重複此步驟。

疲勞

• 在小瓶中混合 20 滴胡椒薄荷精油、20 滴桉油醇迷迭香精油，以及 2 茶匙榛果基
  底油。用此按摩油按摩太陽穴（避開眼睛），再將此油用力揉搓在前臂和小腿上。

• 將 10 滴檸檬精油、3 滴胡椒薄荷精油，以及 5 滴桉油醇迷迭香精油倒入擴香儀中，
  早上和下午各在生活空間內薰香一小時。

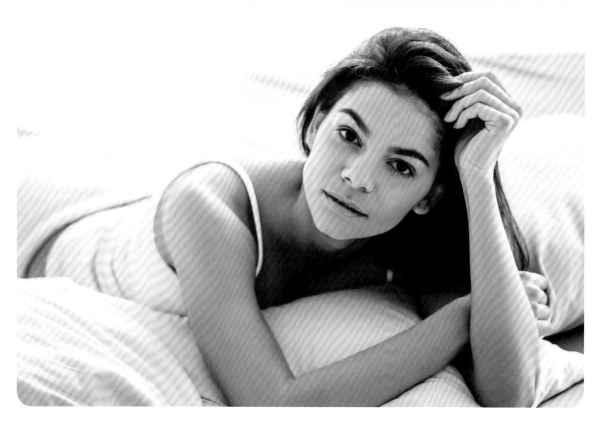

慢性疲勞症候群

- 只要有需要，直接轉開大馬士革玫瑰精油瓶後嗅聞其香氣。

失眠

- *將 2 滴薰衣草精油滴進 1 茶匙蜂蜜，再將其混合到菩提花（lime-blossom）花草茶中。吃完晚餐後喝 1 杯，以及睡前喝 1 杯。
- 睡前，在枕頭上噴灑幾滴薰衣草精油，這麼做能讓你放鬆並將蚊子趕跑。
- 混合 20 滴薰衣草精油，以及 1 湯匙沐浴基底油。當你想要泡熱水澡時，將此混合物倒進浴缸水中（水溫約在攝氏 38 度），泡澡 20 分鐘後（不需沖洗），迅速跑上床把自己包裹在溫暖的被窩中。

情緒性休克

- 如果你或其他人在接收到沮喪的壞消息而出現休克的症狀時，可以在手帕上倒 2 滴胡椒薄荷精油，聞一聞它的香氣，舒緩休克症狀。

壓力造成的頭暈

- 在瓶子裡混合 4 湯匙灰海鹽（coarse grey salt）或粗鹽、20 滴薰衣草精油，以及 10 滴胡椒薄荷精油。當你覺得頭暈時就拿出這個瓶子，對著瓶口深呼吸。
- 混合 10 滴薰衣草精油、5 滴胡椒薄荷精油，以及 1 湯匙沐浴基底油。當你想泡個溫水澡時，將此沐浴油倒進水中（水溫在攝氏 38 度），泡澡 20 分鐘。

憤怒

- 滴 2 滴薰衣草精油在手帕上，有需要時就聞一聞它的香氣。

抑鬱

- 在自己的房間裡使用薰衣草精油薰香 (一天進行數次)，持續到抑鬱的情緒逐漸改善。

季節性情緒失調

- 在居住的空間裡，用 10 滴檸檬精油薰香 10 分鐘，一天進行兩次。

暫時性情緒低潮

- 在雙手手腕內側，各滴 1 滴胡椒薄荷精油，一天聞 3～4 次。

心情不佳

- 在手帕上滴 2 滴薰衣草精油，以及 1 滴胡椒薄荷精油，一天聞 2～3 次。

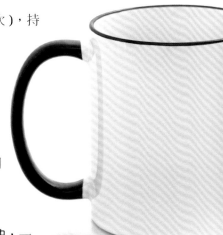

緊張

• 只要覺得緊張，就可以在太陽穴上塗抹 1 滴薰衣草精油。

催情

• 晚間在臥房裡面用裝有**大馬士革玫瑰精油**的擴香儀薰香 10 分鐘，或是直接從裝**大馬士革玫瑰精油**的瓶口嗅聞香氣，一天 2 次，連續進行 10 天。

性慾低落

• 連續三周，每天晚上直接從裝**大馬士革玫瑰精油**的瓶口嗅聞香氣。

記憶力

• 想要增強記憶力，可在辦公室用 5 滴**桉油醇迷迭香精油**，以及 5 滴**檸檬精油**薰香 10 分鐘，每天進行 2 次。

注意力集中

• 在雙手手腕內側各滴 1 滴**桉油醇迷迭香精油**，覺得有需要時就深吸幾口。

行車時增強注意力

• *每兩小時在舌頭上滴 1 滴**檸檬精油**，也可用咖啡或其他提神飲料取代。

開車疲勞

• 如果必須開長途車，將裝有幾滴**胡椒薄荷精油**的擴香儀，插入車內的點煙器後在車內薰香。胡椒薄荷的香氣能讓你保持清醒、警覺，並降低疲勞程度。

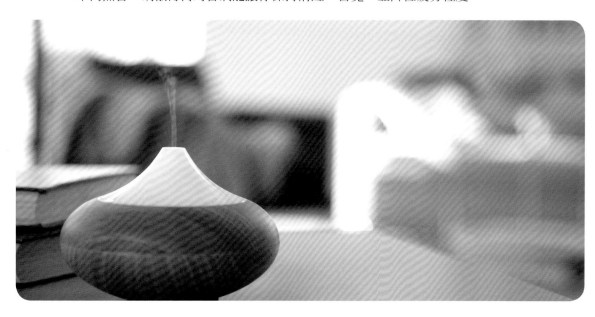

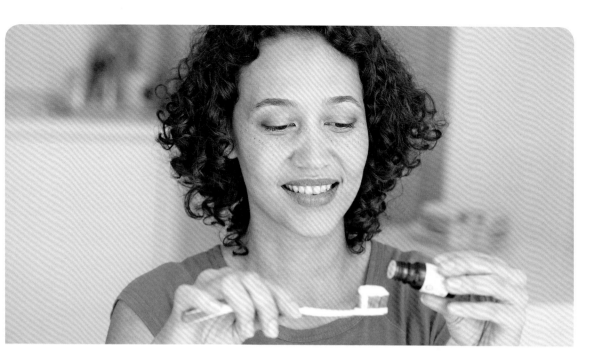

口腔護理

牙齦腫痛

- 每天用棉花棒沾 1 滴胡椒薄荷精油以及 1 滴茶樹精油,交替擦在腫痛的牙齦四周。

口腔潰瘍

- 用半杯溫水稀釋 5 滴茶樹精油,以此溫水漱口,每天重複進行 3 次。

口腔衛生護理

- 擠牙膏前,在牙刷上滴 2 滴茶樹精油,一周執行 2 次。

口臭

- 在 1 小杯水中滴 2 滴胡椒薄荷精油,漱口後吐出。此漱口水能維持口氣清新數個小時,因此每餐飯後皆可如法炮製。

鵝口瘡

- 在手指或棉花棒上,將 2 滴茶樹精油用 2 滴金盞花浸泡油稀釋,塗抹於患處。每天塗抹 3 ~ 5 次,直到症狀消失為止。

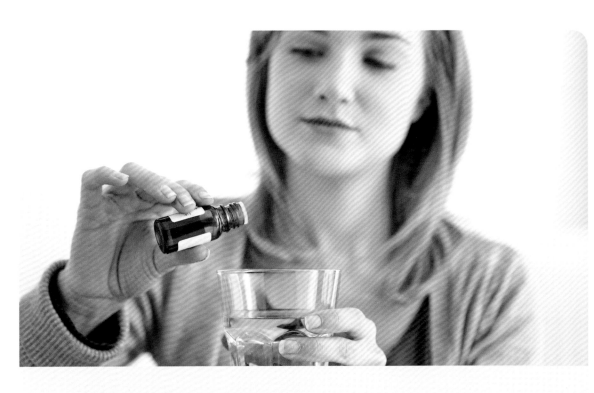

血液循環與心臟照護

玫瑰斑

- 混合 50 毫升瓊崖海棠基底油，以及 10 滴檸檬精油。確定臉部肌膚已徹底清潔，然後輕輕地以此混合液按摩，等待半小時讓肌膚吸收後，用檸檬水（水和檸檬汁比例可依個人喜好調配）沖洗，再塗上平常用的晚霜。

高血壓

- *將 2 滴薰衣草精油加進 1 茶匙蜂蜜中，然後再與半杯水混合，一天服用 2～3 次。
- 每天 3 次，將 2 滴薰衣草精油塗抹在太陽神經叢（肚臍上方）、手腕內側以及足弓上。

低血壓

- 混合 5 滴桉油醇迷迭香精油、3 滴胡椒薄荷精油，以及 2 茶匙榛果基底油。每周一次，用此按摩油按摩身體。
- *在 1 茶匙橄欖油中加入 2 滴胡椒薄荷精油，每天早上、中午飲用（避開晚上）。

疼痛護理

關節炎
• 混合 2 滴胡椒薄荷精油、3 滴薰衣草精油，以及 5 滴山金車浸泡油。用此混合油按摩疼痛部位，每天進行 3 次。

肌肉拉傷
• 在疼痛的肌肉上塗抹 4 ～ 5 滴薰衣草精油後，輕輕按摩。

扭傷
• 在一碗冰水中加入 2 滴胡椒薄荷精油，以及 3 滴薰衣草精油。在水面上放一塊薄布吸收精油，擰乾薄布後，把它敷在扭傷處 15 至 20 分鐘。

頭痛
• 將手帕在冰水中浸濕後，灑幾滴薰衣草精油和胡椒薄荷精油在手帕上，然後將它敷在額頭（避開眼睛四周）。請視個人需要更換冰手帕。
• * 在一杯普通的茶或花草茶中，加入 1 滴胡椒薄荷精油和 1 茶匙蜂蜜後飲用。
• 在居住空間中（像是臥房、辦公室），用幾滴薰衣草精油和胡椒薄荷精油薰香 10 分鐘（最好是用擴香儀，而非擴香石或擴香瓶）。

肌肉痙攣
• 在疼痛的肌肉上塗抹 4 ～ 5 滴薰衣草精油，並輕輕按摩。

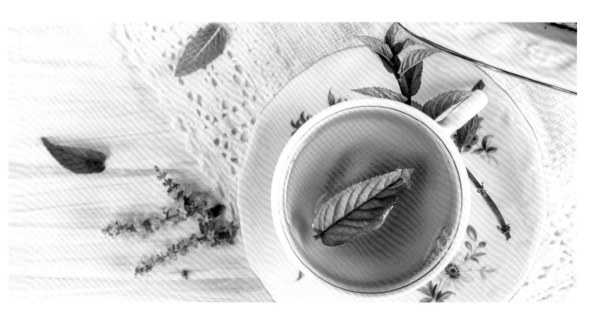

懷孕期間

懷孕期間精油的使用規則

　　芳香療法無論是單獨使用，或是與一般醫療搭配使用，都能處理許多狀況（無論是否與懷孕有關）。它可以協助孕婦恢復情緒平衡（對尚未出生的孩子也有幫助），或者緩解與懷孕相關（或無關）的感染、發炎或循環問題等。但是，還是要非常小心！懷孕期間，孕婦不可口服精油，除了可能有助緩解懷孕初期孕吐的檸檬或生薑精油，但是務必尋求合格芳療師的建議。

分娩（抗陣痛和抗壓）

- 在手腕內側塗抹幾滴大馬士革玫瑰精油，並盡可能平靜地深深嗅聞香氣。

面皰

- 混合 5 滴薰衣草精油、5 滴茶樹精油，以及 1 茶匙玫瑰果油後，在長痘處塗抹 1 滴混合油，直到清乾淨痘痘為止，每天進行 2 次。

胃腸脹氣（打嗝、脹氣）

- * 在湯匙上混合 2 滴檸檬精油，以及 5 滴橄欖油，在中餐與晚餐飯後，將混合物倒在舌下含服。有必要的話，持續執行 4 ～ 5 天。

退奶

- * 在中性片劑（neutral tablet，網路上可購得），或 2 茶匙蜂蜜中加入 2 滴胡椒薄荷精油，每天三次，將混合物含服於口中。
  注意！ 首次採用此配方前，務必先停止餵母乳。

小傷口或小瘡口

- 混合 1 滴薰衣草精油、1 滴茶樹精油，以及 2 滴金盞花浸泡油。用肥皂和水清潔患部後，先連續 2 天每天塗抹混合油 3 次，接下來的日子改為早、晚各使用一次，直到癒合。

掉髮

- 將 4 滴檸檬精油倒入普通洗髮精〔最好是洗髮泥（clay shampoo）〕中。

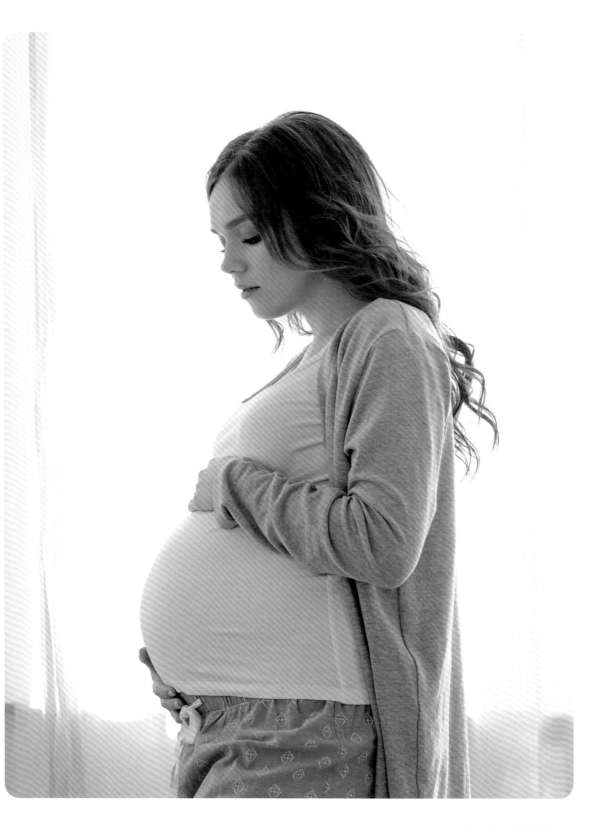

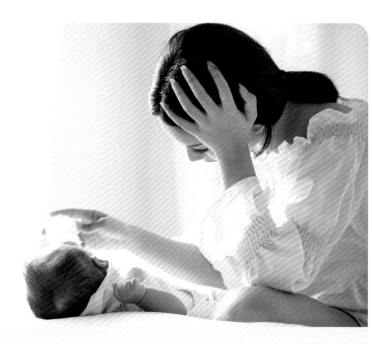

產後憂鬱症

- 在一個小瓶中混合 1 湯匙甜杏仁基底油和 4 滴大馬士革玫瑰精油。將 1 滴混合油塗在手腕內側，只要覺得需要時就嗅聞香氣。
- 在太陽神經叢上塗抹 5 滴混合油，每天進行 3 次，直到症狀消失。

肝臟排毒

懷孕期間

- * 將 2 滴檸檬精油倒入 1/2 茶匙橄欖油中，再將混合物含服於口中。每天三次，每個月連續執行 8 天。你也可以用 1/2 茶匙蜂蜜代替橄欖油，然後將其倒入茶中飲用即可。

懷孕後

- * 混合 1 滴胡椒薄荷精油、1 滴桉油醇迷迭香精油，以及 1 茶匙蜂蜜，將混合物倒入 500 毫升的迷迭香花草茶中。在 24 小時內慢慢飲用，持續 8 天。

消化問題

- * 吃完大餐後，在 1/2 茶匙的蜂蜜裡混合 1 滴檸檬精油，將混合物含服於口中。

濕疹

- 混合 5 滴茶樹精油、5 滴薰衣草精油，以及 1 茶匙月見草基底油。每天 3～4 次，在患處以混合油輕輕按摩，直到症狀消失。

凍瘡

- 混合 1 滴薰衣草精油與 2 滴玫瑰果油。將此混合油塗抹於患處，每天三次，直到凍瘡完全癒合。

會陰切開

- 在溫水盆（或坐浴盆）中混入 3 滴薰衣草精油，以及 1 湯匙沐浴基底油，每天坐浴 5 分鐘兩次，直到傷口癒合。
- 混合 2 滴薰衣草精油，以及 2 滴玫瑰果油。用手指將此混合油塗抹在傷口區，每天三次，直到傷口完全癒合。

流行性感冒

- 將 10 滴檸檬精油倒在擴香儀中，薰香 10 分鐘，每天進行三次。

失眠

- 倒 10 滴薰衣草精油到擴香儀中，睡前在臥室裡薰香 15 分鐘。
- 在枕頭上倒幾滴薰衣草精油。

性慾不振

- 在太陽神經叢以及雙手手腕內側各塗抹 1 滴大馬士革玫瑰精油，早、晚深吸其香氣，直到發現症狀有所改善。
- 將 1 毫升大馬士革玫瑰精油，以及 9 毫升玫瑰果油混合在小瓶中。晚間，讓伴侶用幾滴混合油按摩你的脊椎。
- 直接從裝有大馬士革玫瑰精油的瓶口嗅聞香氣，每天 3 ～ 4 次。

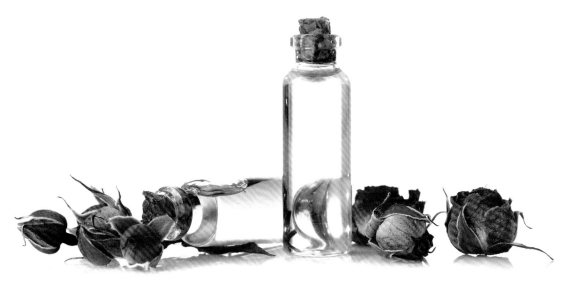

頭痛

- 倒 10 滴薰衣草精油到擴香儀後，薰香 10 分鐘。

旅行暈眩（暈車、暈船、暈機）

- *將 1 滴檸檬精油倒入 1/2 茶匙蜂蜜中，旅途中只要有需要就將混合物含服於口中。

噁心

- *將 2 滴檸檬精油倒入 1/2 茶匙蜂蜜中，把混合物含入口中，等溶解並吞下後再起身。
- *將 2 滴薰衣草精油倒入 1/2 茶匙蜂蜜中，將混合物含服於口中。只要有需要即可使用。

水腫

懷孕第四個月開始

- *將 1 滴檸檬精油倒入 1/2 茶匙的蜂蜜或橄欖油中，再將混合物含服於口中。每天 3 次，持續 4 ～ 5 天。

體重過重

懷孕第四個月開始

- *將 1 滴檸檬精油放在舌下含服，每天 3 次。

帶狀皰疹

- 混合 1 滴茶樹精油、1 滴薰衣草精油，以及 5 滴聖約翰草浸泡油。將混合油塗抹在患部，每天最多 8 次。

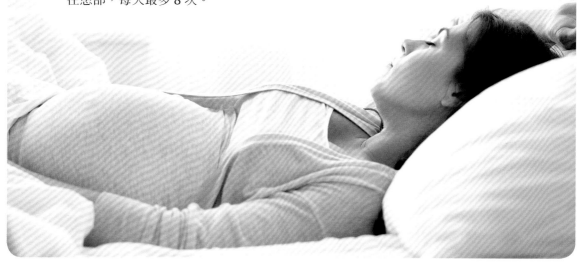

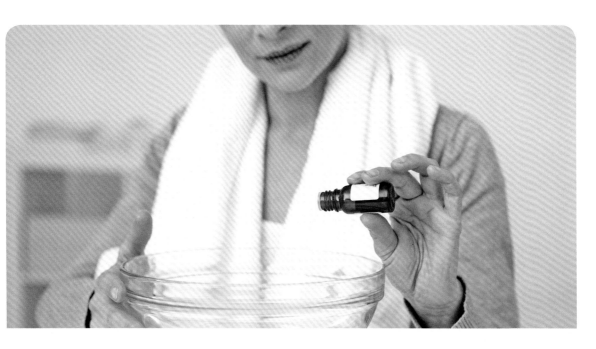

耳鼻喉問題

喉嚨痛

- *用 1 茶匙蜂蜜稀釋 1 滴**茶樹精油**後，將混合物含服於口中，一天進行 2 ～ 3 次。或者也可以將混合物加進有香氣的藥草茶中，如百里香、迷迭香或鼠尾草，並且每天飲用 2 ～ 3 次。
- 用 1 湯匙洋槐樹蜜稀釋 1 滴**胡椒薄荷精油**以及 2 滴**茶樹精油**，再將其加入半杯溫水中，攪拌均勻後，每天以此漱口 3 次，連續三天。

戒煙

- 在小瓶中混合 20 滴**檸檬精油**和 20 滴**胡椒薄荷精油**。每當你想要抽煙時，請拿出這個瓶子嗅聞瓶中的香氣。

支氣管炎

- 將 6 滴**茶樹精油**倒入一碗熱水中，嗅聞此蒸氣 10 分鐘，每天 2 次。
- 使用電動香氛擴散儀，早、晚在生活環境中薰香 8 滴**檸檬精油** 20 分鐘。

百日咳

- 在 1 茶匙甜杏仁基底油中稀釋 2 滴**桉油醇迷迭香精油**，每天按摩肺部區域 2 ～ 3 次。

發燒和感染（嬰兒與兒童）

- 讓孩子平靜下來的妙招：每天用幾滴甜杏仁基底油稀釋 2 滴薰衣草精油後，輕輕按摩孩子的太陽神經叢以及手腕內側數次。
- 調理身體失調的妙招：針對嬰兒腸絞痛、感染情形和睡眠問題等，每天可用 1 茶匙甜杏仁基底油稀釋 2 滴薰衣草精油後，按摩胃部區域數回合。

流行感冒

- 混合 4 滴茶樹精油、4 滴檸檬精油，以及 2 茶匙昆士蘭堅果基底油後，取 10 滴混合物，輕柔地按摩頸部、胸部以及上背部，每天進行 4 次直到症狀消退。

呼吸道感染

- 在胸部和上背部塗抹 2 滴茶樹精油，每天 4 次，連續進行 10 天。
- ＊將 1 滴茶樹精油加入 1 茶匙蜂蜜中，將混合物含服於口中。每天 4 次，連續進行 10 天。

喉炎

- 用 10 滴榛果基底油稀釋 1 滴胡椒薄荷精油，以及 2 滴茶樹精油後，將混合油塗抹在耳部周圍和頸部（請遠離眼睛），每天進行 3 次。

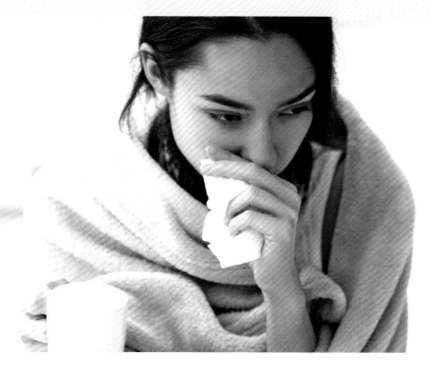

鼻塞

- * 在舌下滴 1 滴胡椒薄荷精油。若有需要，每天進行 2 ～ 3 次。

流行性腮腺炎（俗稱豬頭皮）

- 用少許甜杏仁基底油稀釋 2 滴茶樹精油後，將混合油塗抹在耳朵、下巴和頸部周圍，每天 3 次，連續進行 5 天。

中耳炎

- 混合 1 滴檸檬精油，以及 1 滴茶樹精油後，取少許混合精油按摩耳朵周圍；每天進行 3 次，直到症狀消退。
- 如果耳朵沒有流出液體，用此混合精油浸濕小脫脂棉球，然後將它放在疼痛的耳朵中，必要時予以更換，直到感覺舒緩些。

一般感冒

- 將 2 滴茶樹精油塗抹在鼻孔、喉嚨和胸部，每天 4 次，持續進行 2 ～ 3 天。
- * 用 1/2 茶匙的蜂蜜稀釋 2 滴茶樹精油後，將混合物含服於口中，每天 4 次，連續進行 2 ～ 3 天。

花粉熱

- 在噴霧瓶中倒入 200 毫升的水、10 滴薰衣草精油，以及 5 滴胡椒薄荷精油後，搖勻混合，再噴灑在居住環境中，每天進行 2 ～ 3 次。

鼻竇炎

- 在一碗熱水中倒入 4 滴茶樹精油，以及 2 滴胡椒薄荷精油後，吸入蒸氣 10 分鐘，每天進行 2 次。此療程進行完兩小時後，再外出。
- 在 2 茶匙的榛果基底油中混合 6 滴茶樹精油以及 2 滴胡椒薄荷精油。取 10 滴混合油，輕輕在額頭及兩側的鼻竇按摩，每天進行 2 ～ 3 次。

濕咳

- 混合 4 滴茶樹精油、4 滴桉油醇迷迭香精油，以及 2 茶匙榛果基底油後，取 8 滴混合油，搓揉胸部與上背部，每天進行兩次直到症狀消失為止。
- * 在舌下滴 1 滴茶樹精油，讓它在口中融解後並吞下，一天進行 4 次。

乾咳

- 在手帕上滴 2 滴桉油醇迷迭香精油，以及 2 滴胡椒薄荷精油，只要有需要就嗅聞其香氣。

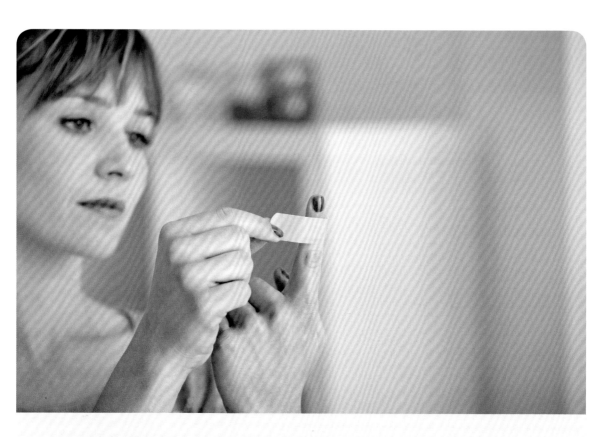

皮膚問題

皮膚膿瘍
- 在膿瘍處塗抹 1 滴茶樹精油,再用敷料覆蓋傷口。每天塗抹 3 次,連續進行 5 天。

面皰
- 在 15 毫升的小瓶中混合 1 茶匙**茶樹精油**,以及 2 茶匙甜杏仁基底油後,每天早、晚在患部塗抹 2 滴。瓶子請存放在陰暗無光處。

青春痘與癤
- 混合 5 滴茶樹精油、5 滴薰衣草精油,以及 2 茶匙金盞花浸泡油,在仔細清潔過的肌膚上每天塗抹 3 次。

割傷
- 在患處塗抹 1 滴薰衣草精油,以及 1 滴茶樹精油;每天 3 次,連續進行 2 ～ 3 天,並用敷料覆蓋傷口。

燒、燙傷

• 混合 1 滴薰衣草精油，以及 1 茶匙玫瑰果油。在冷水中冷卻燒燙傷部位後，塗抹 3 ～ 8 滴混合油，每天進行 4 次，依據所需，持續 3 ～ 6 天。

• 如果燒燙傷的區域微小，可以直接塗抹數滴薰衣草精油。每 10 分鐘進行一次，直到症狀消退。

疤痕

• 混合 3 滴薰衣草精油，以及 4 滴玫瑰果油，將此混合油塗抹在疤痕處，每天 2 次，連續進行 10 天。請輕柔地沿著疤痕處按摩以促進血液循環，並刺激患部的細胞更新。

搔癢（身體任何部位）

• 在小瓶中混合 3 毫升薰衣草精油、1 毫升胡椒薄荷精油，以及 2 茶匙金盞花浸泡油，塗抹 3 ～ 8 滴（依據患部範圍大小決定）到搔癢處，每天進行 4 次，直到症狀消失為止。

濕疹

• 用 1 湯匙的沐浴基底油稀釋 10 滴茶樹精油，以及 10 滴薰衣草精油後，將此混合物倒在浴缸水中，並舒服地浸泡 20 分鐘。

瘡（潰瘍）

• 用肥皂水清洗潰瘍處，再用清水沖淨，然後塗抹 2 滴茶樹精油在患部與患部四周，以清潔整個區域並預防感染。每天進行數次。

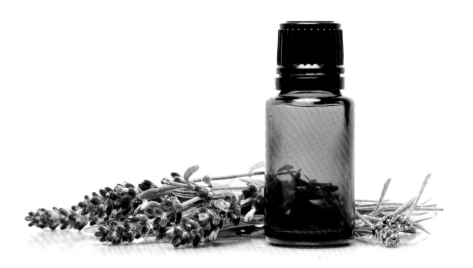

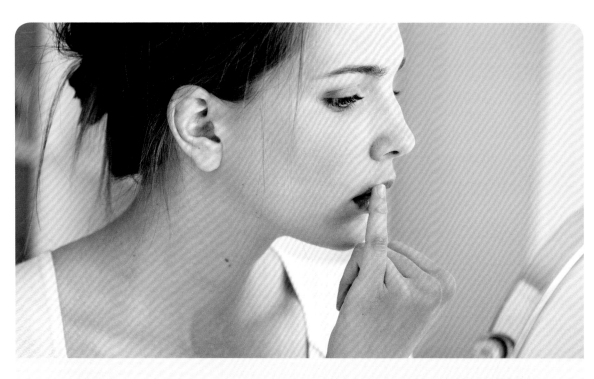

褥瘡

- 預防：在 250 毫升的蘋果醋中添加 50 滴薰衣草精油後，用軟布沾取混合液塗抹在可能會發作的區域。
- 調理：在小瓶中混合 6 毫升薰衣草精油以及 4 毫升玫瑰果油後，取 6 滴混合油塗抹在患部，一天 4 次，並讓褥瘡處盡可能長時間地保持通風。

唇皰疹（cold sores）

- 用指尖將茶樹精油塗抹在受感染的患部，一天 6 ～ 8 次，先連續進行 2 天。之後再改為一天塗抹 3 次，直到痊癒。

膿痂疹（impetigo）

- 在患部塗抹 1 滴茶樹精油，一天 3 次，連續 8 ～ 10 天。

嘴唇乾裂

- 在小瓶中混合 1 毫升薰衣草精油，以及 4 毫升玫瑰果油後，取 2 滴混合油塗抹在嘴唇乾裂處，一天 2 ～ 3 次，直到唇部痊癒。

腳趾嵌甲

- 將雙腳泡在熱水中。混合 3 滴茶樹精油以及 1 茶匙的橄欖油後，浸泡一片化妝棉於混合油中，再以棉片包裹住患處，套上襪子並整晚穿著。

香港腳

- 準備一盆熱水，用 1 茶匙沐浴基底油稀釋 4 滴茶樹精油，以及 3 滴薰衣草精油後，再倒入熱水中。攪拌均勻後，泡腳 20 分鐘，泡完仔細擦乾即可，不需沖洗。
- 混合 2 毫升茶樹精油以及 3 毫升荷荷芭基底油。每次沐浴或泡澡後，擦乾雙腳，然後用幾滴混合油塗抹患部。

蚊蟲叮咬或動物咬傷

- 盡快在咬傷處塗抹 1 滴薰衣草精油，一天塗抹 3 次。

頭蝨

- 預防（當疫情爆發時）：在 250 毫升的洗髮精中倒 10 滴薰衣草精油，按照一般程序洗髮。
- 調理：睡前用浸泡過 5 滴茶樹精油和 10 滴薰衣草精油的敷布按摩頭皮，再用浴帽包住頭部，戴著睡覺。連續 3 天重複此步驟；8 天後，再重複一次循環。

壁蝨

- 在患處塗抹 3 滴茶樹精油，等 5 分鐘後，用壁蝨移除工具（可在藥妝店或網路商店購得）拔除壁蝨。再用 1 滴茶樹精油消毒傷口，並多加留意傷口處。

疣

- 用 1 滴茶樹精油塗抹在疣上，再用敷料覆蓋。重複此療程，並每天更換敷料直到疣消失為止。

抗菌劑：比起傳統藥品，為什麼精油會被視為首選？

- 精油：擁有強大的抗菌以及治療功效。
- 濃度 90%的乙醇：會使皮膚變得敏感、刺激和乾燥。
- 樟腦精：樟腦具有潛在毒性，且具有刺激性，因此不適合清潔傷口。
- 碘酒：具有有效的抗菌作用，可迅速治癒傷口。 但是，傳統的碘酒往往會刺激皮膚，讓皮膚變乾燥，並留下斑痕。
- 雙氧水：效果很好，但是會損傷健康細胞，導致癒合速度減緩。切勿將其塗抹在需要長時間停留在皮膚的敷料上。
- 紅藥水：最強大的功效在於讓潰瘍處變乾燥。
- 乙醚：沒有抗菌效果，而且它的揮發物有毒。

*上述產品的取得，會因國家／地區而異。

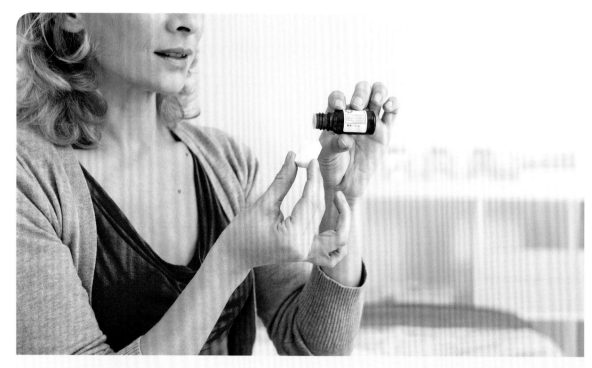

消化系統

旅行暈眩（暈車、暈船、暈機）

- ＊於方糖塊滴 1 滴**檸檬精油**，以及 1 滴**胡椒薄荷精油**後，讓糖塊溶解在口中。可根據需要重複進行此步驟。
- 將 3 毫升**檸檬精油**，以及 2 毫升**胡椒薄荷精油**放入小瓶中混合。啟程前（搭乘飛機、乘車或搭船），取 2 滴混合液按摩前額，並在旅途中重複此步驟。

胃腸脹氣

- ＊在舌下滴 2 滴**胡椒薄荷精油**含服，一天 3 次。
- 取 2 滴**薰衣草精油**按摩下腹部，一天 3 次。

胃灼熱

- ＊在 1/2 茶匙蜂蜜中加入 1 滴**胡椒薄荷精油**，以及 1 滴**檸檬精油**，並在飯後服用（必要時可重複服用）。
- •混合 2 滴**胡椒薄荷精油**，以及 10 滴**金盞花浸泡油**。每餐飯後用混合油來按摩胃部，連續進行數天。

食欲不振

- ＊在 1/2 茶匙蜂蜜中稀釋 2 滴**胡椒薄荷精油**，並在飯前服用，請持續進行約 20 天。

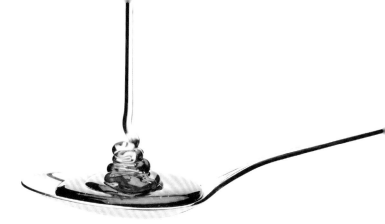

膽病（肝臟問題和反胃）

- ＊在 1/2 茶匙蜂蜜中加入 2 滴**胡椒薄荷精油**，飯後吞服。一天 3 次，連續 3 天。

腹瀉

- 用 2 滴茶樹精油按摩胃部 3 ～ 5 次，連續進行 2 天。

消化緩慢

- ＊用 1 茶匙蜂蜜稀釋 1 滴檸檬精油和 1 滴**胡椒薄荷精油**後，加入熱飲中，每餐飯後服用，且持續數天。

胃腸氣（flatulence）

- 用 2 滴薰衣草精油依順時針方向按摩胃部，每天進行 1 ～ 2 次。

腸胃炎

- ＊兩餐之間，在舌下含 1 滴**胡椒薄荷精油**，每天 4 次，連續進行 3 天。接著再改為每天 3 次，持續 2 天。

宿醉

- 將 2 滴**胡椒薄荷精油**倒在手帕上，並朝著手帕深吸一口氣。
- ＊將半顆檸檬汁倒入杯中，加入溫水，再添加 1 茶匙蜂蜜以及 1 滴檸檬精油後飲用。

病毒性肝炎

- ＊在 1/2 茶匙蜂蜜中加入 2 滴**胡椒薄荷精油**，將混合物含服於口中，每天進行 3 次，持續 20 天。

消化不良

- ＊在中性片劑或 1 茶匙蜂蜜中加入 2 滴**胡椒薄荷精油**，將混合物含服於口中，二十四小時內進行 3 次。

肝功能衰竭

• *用 1 滴蜂蜜稀釋 1 滴檸檬精油，以及 1 滴胡椒薄荷精油，飯後服用。

宿醉感

• *滴 2 滴胡椒薄荷精油到1/2 茶匙蜂蜜中，再含服於口中。根據需要，可重複進行。

念珠菌症

• *將 2 滴茶樹精油倒入中性片劑或 1 茶匙蜂蜜中，再含服於口中，一天 4 次，連續 20 天。

噁心

• 將 2 滴胡椒薄荷精油倒在手帕上，只要感到不適就朝手帕吸氣。

• *將 1 滴胡椒薄荷精油加入中性片劑或 1 茶匙蜂蜜中，一天服用數次，直到症狀消退。

腸胃痙攣

• 用 2 滴薰衣草精油輕輕按摩下腹部，每天三次。

胃潰瘍

• *滴 2 滴胡椒薄荷精油到 1/2 茶匙蜂蜜中，並含服於口中，一天 2 次。

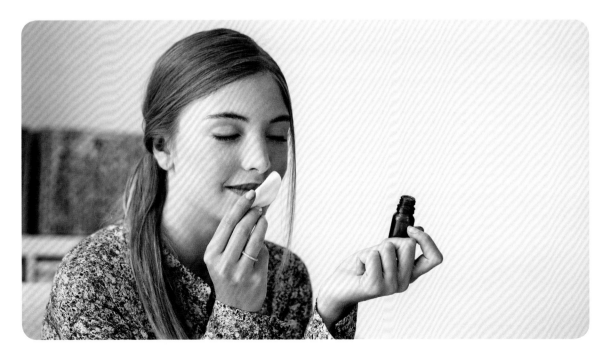

生殖泌尿系統

膀胱炎

- *將2滴茶樹精油加入1茶匙蜂蜜中,將混合物含服於口中,一天4次,連續3天。

陰道搔癢

- 混合2滴茶樹精油以及4滴金盞花浸泡油,用指尖將混合油塗抹在受影響的區域。

促進受孕

- 直接從瓶口吸入大馬士革玫瑰精油的香氣,一天 3 ～ 4 次。
- 你可以和伴侶用 3 滴大馬士革玫瑰精油一起按摩太陽神經叢區域和脊椎。按摩的時間最好是你能夠完全放鬆並享受性關係的夜晚。如果有需要,持續上述步驟數周。

性冷感

- 直接從瓶口吸入大馬士革玫瑰精油的香氣。

更年期

- 感到熱潮紅時,用 1 滴薰衣草精油按摩額頭和頸部。

念珠菌陰道炎

- * 在 1 茶匙蜂蜜中加入 2 滴茶樹精油,一天服用 3 次,連續 5 ～ 7 天。
- 將 2 滴茶樹精油塗抹在下腹部以及下背部,一天 4 次,連續 5 ～ 7 天。
- 混合 1 滴茶樹精油以及 5 滴聖約翰草浸泡油後,以指尖沾取此混合油塗抹在陰道處。

白帶

- 將 20 滴薰衣草精油與 1/2 茶匙精油乳化劑混合,再將混合物倒入 1 公升溫水中,以陰道沖洗用具裝上述溫水沖洗陰道。請於早、晚進行沖洗。

經痛

- * 在舌下含 1 滴胡椒薄荷精油,若有需要再重複此步驟。

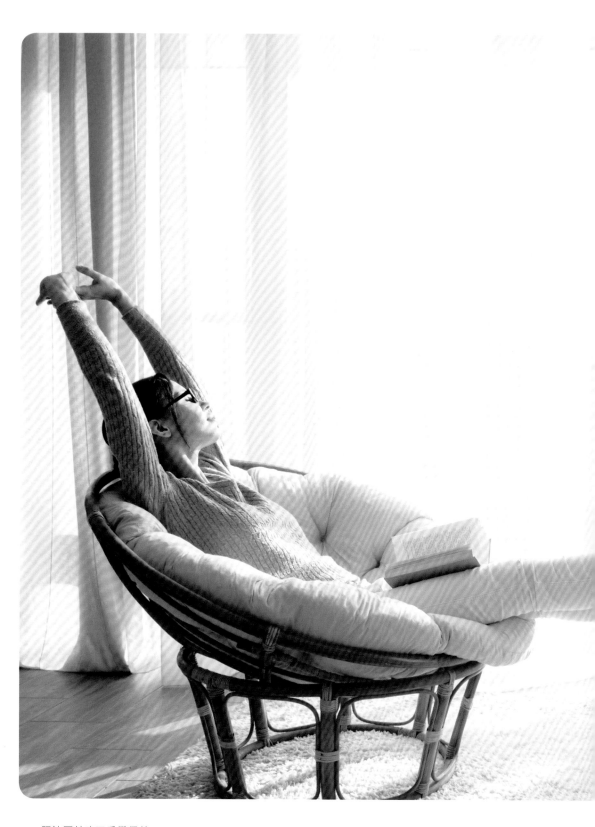

一個清新、芬芳的居住環境

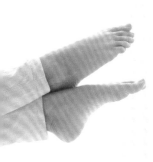

　　檸檬、胡椒薄荷、茶樹、桉油醇迷迭香、薰衣草、大馬士革玫瑰精油，是六個具有抗菌特性以及愉悅香氣的健康精靈，而這也是它們成為居家魔術師的必要條件。打開冰箱門，伴隨著薰衣草的香氣；走進浴室，呼吸著帶有檸檬香的空氣；熨衣服時，空氣彌漫著帶有甜玫瑰香的土耳其軟糖味。

　　使用這些精油，讓家事變得更為迷人，不但合成清潔劑的汙染沒了，就連地球的敵人也消失了，還讓我們擁有乾淨且充滿香氣的居住環境。為了讓這些精油配方使用起來就像現成品般簡單，我們為你呈現了由（我的）祖母和曾祖母傳下來的「祕方」—— 運用了小蘇打、白醋、黑皂或馬賽皂等，這些材料也在此環保意識抬頭的新時代裡重新被挖掘出來。

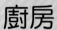

廚房

神奇**除油漬劑**

配方：

1 公升熱水、

150 克黑皂皂液（可在網路上購得）、

30 滴檸檬精油

將黑皂倒入熱水中，並攪拌到融化，

放置冷卻後，再加入檸檬精油。

烤盤、爐子、抽油煙機和任何油膩膩的地方，

都是我們的「戰場」。你都可以用浸泡過上述

混合液的海綿或超細纖維抹布大舉「進攻」。

沒用到的乾淨混合液可存放在噴霧瓶中，

以便隨時使用。

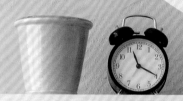

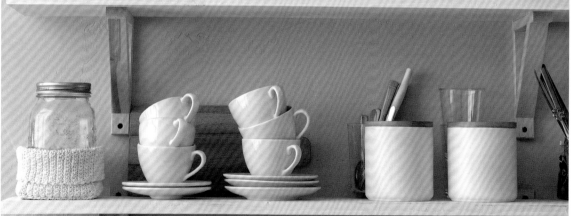

空氣淨化清新劑

起司火鍋、鐵板燒烤、烤肉……是多麼美味啊！但是，當碗筷碟子清洗完畢後，廚房內留下的氣味可就令人不敢領教，甚至有些作嘔了。這時，你可以倒 10 滴薰衣草精油，以及 10 滴檸檬精油到擴香儀中，薰香 20 分鐘。你可以利用這段時間來散步，以助飯後消化、促進健康。

空氣清新劑

家裡沒有擴香儀嗎？那實在是有些可惜，特別是在傷風、流感環伺的時候，但是有個替代方案，你可以找一個 300 毫升的噴霧瓶，將 250 毫升的水和 20 滴檸檬精油倒入瓶中，搖勻後再噴灑屋內。

海綿清潔

海綿是細菌和難聞氣味的避風港，海綿最終的命運不是受到漂白劑的侵蝕，就是被丟棄在垃圾桶。不過，這是因為你還沒找到侵蝕性較小或香氣甜美的清潔產品。請在碗裡裝 3/4 的水，並加入 3 滴檸檬精油，再將海綿浸泡在混合液中，擰乾後，將它放入微波爐以最大功率微波 30 秒。

膠條清潔

為了保護冰箱、洗衣機和洗碗機門上的膠條，以及處理（或防止）樓梯長褐黴（brown mildew），最理想的解決之道就是使用茶樹精油。將幾滴茶樹精油倒在海綿上，並擦拭膠條，等待幾分鐘後，再用冷水擦洗乾淨。

洗碗機清潔

你該清洗洗碗機嗎？答案是不需要，但是你必須讓它保持清新、無臭味。在 200 毫升的噴霧瓶中先倒入 40 滴桉油醇迷迭香精油，然後再倒滿白醋。搖晃混勻後，將混合液噴灑到洗碗機內，一周進行 1～2 次。

超強效洗滌液

用小漏斗將 8 湯匙黑皂皂液、1 湯匙小蘇打、1 湯匙白醋，以及 20 滴檸檬精油倒入 500 毫升乾淨的空洗碗精按壓瓶中。蓋上蓋子後，猛烈搖晃，以確保瓶內液體混合均勻。這是極為濃縮的液體，因此清洗四人份的餐具量時，你只需要按壓一次壓頭即可。每次使用前記得先搖晃瓶子。

微波爐清潔

將 3 滴胡椒薄荷精油或檸檬精油倒入一碗水中，並把碗放入微波爐以全功率微波 2～3 分鐘。取出碗之前，先靜置 10 分鐘左右，以確保微波爐內烹煮各種菜餚所產生的氣味已被祛除，然後再用海綿沾取此混合液擦拭微波爐內部。

印度穀蛾（Indian meal moth）

這些顏色暗淡的小飛蛾會突然在四月左右出現，而此時傷害已經造成，因為牠們已盡可能地四處下蛋了，包括：裝了穀片、麵粉和米粒的包裝袋等。此時，你必須整理所有的東西，丟棄那些被汙染的食物，並將那些存放在密封罐的食物好好保存起來以避免受到波及。然後，再用吸塵器吸櫥櫃架子，並以這款混合液擦洗櫥櫃：將 1 杯白醋，以及 5 滴**胡椒薄荷精油**，倒進一碗熱水中混合。

黴菌

它們一開始先在物體表面長一層潮濕的薄膜，然後變成黑色，而且無所不長，例如牆壁、角落或浴簾底部。不想讓黴菌出現，就和你忠實的盟友一塊擺脫它吧！將 300 毫升熱水、100 毫升白醋，以及 5 滴**茶樹精油**倒入噴霧瓶中，搖勻混合液後，噴灑在長黴菌的區域，再用新海綿清潔，並以乾淨的布擦乾，最後再稍稍噴灑那個區域。

垃圾桶

將垃圾袋裝進垃圾桶前，先將一塊滴了 4 滴**檸檬精油**的棉花或廚房紙巾丟進垃圾桶。這可是個一石二鳥之計，因為檸檬能同時對抗細菌以及臭味。

冰箱

將 500 毫升熱水、500 毫升白醋，以及 3 滴**檸檬精油**倒入一個小盆中。將海綿或超細纖維抹布浸泡在溶液中，然後徹底清潔所有隔板和隔間，清潔完畢，讓冰箱門敞開，以利乾燥。

然後，將 2 滴**檸檬精油**滴在一塊多孔石頭上（如：浮石），並將此石頭置放在冰箱門的隔間裡。為了保持氣味清新，請定期為浮石補充精油。

一捲帶著蒸氣與迷迭香氣息的毛巾

在享受完你所烹煮的東方美食後，這裡為你提供一個貼心小禮俗來為這場盛宴畫下完美的句點。而這禮俗還只能出現在東方宴席中，凡是用餐結束，尤其是在品嘗完孔雀蛤或其他海鮮後，為客人提供溫熱的毛巾捲，可是非常令人高興呢！

將 250 毫升玫瑰純露，以及 250 毫升的水倒入沙拉碗中，並將便宜的小毛巾布（可在網路上購得）浸泡在混合液中，將它們擰乾。再將一些混合液倒入蒸鍋中，加入 6 滴**桉油醇迷迭香精油**，再將毛巾布折疊並滾成捲筒狀，然後把毛巾捲放在蒸鍋頂層，蓋上蓋子後，煮沸 5 分鐘，再用夾子取出毛巾捲，並迅速放在小托盤上送給客人。

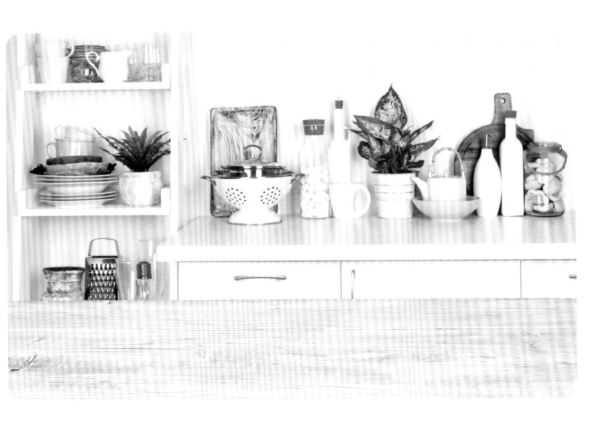

液體肥皂

　　眾所周知，幾滴檸檬汁就能擺脫惱人的魚腥味和大蒜味，而這款出色的肥皂就是結合了檸檬除臭的效果，以及薰衣草的香氣。將 100 毫升中性液體肥皂、15 滴檸檬精油，以及 15 滴薰衣草精油倒入幫浦式噴霧瓶（pump spray bottle）中，並搖勻混合液。

地板

　　這是一款既能消毒地板，又能留下溫和香氣的二合一清潔劑，這可夠有吸引力了吧？ 將 1 湯匙黑皂皂液、2 滴檸檬精油，以及 2 滴茶樹精油倒入一桶高溫熱水中，最好使用自動擰乾拖把，這樣你就不必將玉手放在溶液中，而且自動擰乾拖把與一般拖把不同，因為它不會留下任何雜亂的殘留物。

帶香氣的杯墊

　　不需要變成狂熱收藏家，你也可以盡情收集裝飾美觀或復古的啤酒杯墊，來保護咖啡桌。如果覺得這個想法不錯，你可以在喝茶或喝咖啡時滴 1 滴檸檬精油在杯墊上，這樣當你在杯墊上放熱飲時，它就會散發出微微的檸檬香。

洗滌衣物

神奇洗衣精

配方：

3 公升水、150 克馬賽皂、以及 10 滴茶樹精油。

將馬賽皂磨碎後，舀進一個乾淨、空的大清潔劑瓶子中，
再加入 3 公升沸水，並猛力搖晃以溶解肥皂，
最後再加入茶樹精油。

每次使用前，先搖動容器讓洗衣精混合，然後再將
200 毫升的混合液倒進洗衣機的洗劑盒中。這款帶有
清新香氣且 100％純天然的自製洗衣精，不但能讓
感官愉悅，而且還能保護衣物免受細菌的危害，
這都是拜馬賽皂之賜！使用這款洗衣精不會有
過敏的風險，即使低溫洗滌衣物，
也能發揮很棒的功效哦！

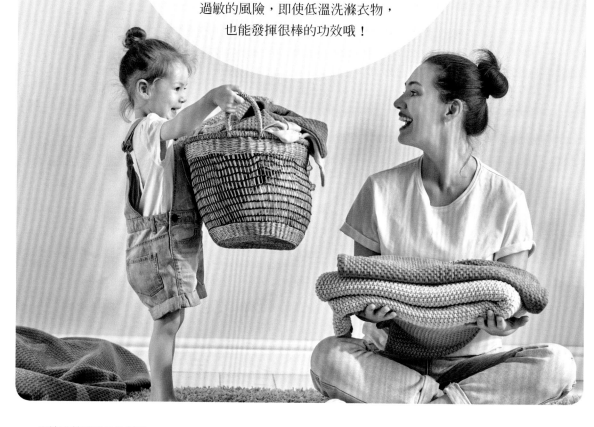

超柔軟衣物柔軟精

　　將 500 毫升白醋，以及 1 茶匙**薰衣草精油**在有蓋子的堅固塑膠瓶或玻璃瓶中混合，並在瓶外清楚標示內容物。

　　當你準備要清洗一大堆衣物時，將這款衣物柔軟精搖勻，並倒出 100 毫升到洗衣機的柔軟精盒裡。再次提醒，每次使用前務必先搖勻。

　　白醋不但能使衣物保持柔軟、清新，還能去除任何可能使布料變粗的水垢痕跡、提亮白色布料，並去除汗漬以及異味。每次清洗衣物時，它還可以順便去除洗衣機內的水垢並延長洗衣機的使用壽命。無論你選擇添加哪種精油，都比複雜的合成香料要好。

熨斗裡的水

　　在蒸氣熨斗的水中加入 3 滴**薰衣草精油**，也可以改成**胡椒薄荷精油**或**大馬士革玫瑰精油**。由於精油不油膩，因此布料不會有染色的風險。不過，你在熨燙襯衫和上衣時可能需要避免使用，因為你自己的香水可能會與薰衣草、胡椒薄荷或玫瑰的香味產生衝突。

烘衣紙

　　當你準備要烘乾衣物時，請隨意從中挑出一塊手帕、餐巾或一只襪子，並在上面滴 10 滴**薰衣草精油**，然後將它與其他衣物一起烘乾。精油會為所有衣服添加香味，而且不會弄髒或損壞它們，更棒的是，你不需要使用任何無法回收的烘衣紙呢！

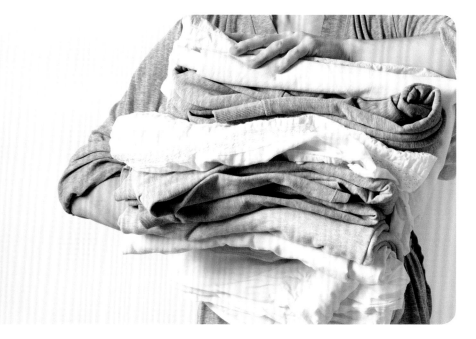

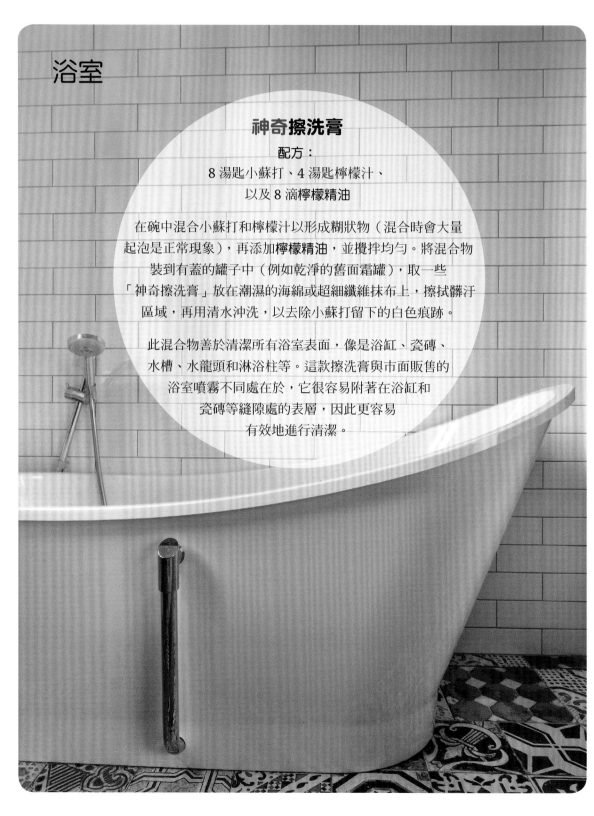

浴室

神奇擦洗膏

配方：
8 湯匙小蘇打、4 湯匙檸檬汁、
以及 8 滴檸檬精油

在碗中混合小蘇打和檸檬汁以形成糊狀物（混合時會大量起泡是正常現象），再添加檸檬精油，並攪拌均勻。將混合物裝到有蓋的罐子中（例如乾淨的舊面霜罐），取一些「神奇擦洗膏」放在潮濕的海綿或超細纖維抹布上，擦拭髒汙區域，再用清水沖洗，以去除小蘇打留下的白色痕跡。

此混合物善於清潔所有浴室表面，像是浴缸、瓷磚、水槽、水龍頭和淋浴柱等。這款擦洗膏與市面販售的浴室噴霧不同處在於，它很容易附著在浴缸和瓷磚等縫隙處的表層，因此更容易有效地進行清潔。

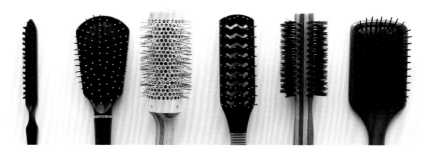

髮刷、梳子、化妝刷

　　這些用品每個月需要清潔一次。在 1 公升熱水中，加入 4 湯匙小蘇打以及 10 滴茶樹精油，再將梳子、髮刷、化妝刷以及海綿浸泡在混合液中 1 小時。如果這些刷子非常雜亂，請將刷子和梳子相互摩擦以去除上面所有糾纏毛髮，最後再用冷水沖洗。

水管

　　水槽裡的水是否開始流得緩慢，而且水管裡還飄出難聞的氣味了呢？若此情況已發生，那麼是時候處理一下水管的問題了。將 200 克食鹽，與 200 克小蘇打，倒入水槽、洗手盆或其他地方的水管，再倒入一杯溫熱的白醋（會造成起泡，請小心不要吸入氣體），並放置一晚。 第二天，再倒入混合了 10 滴檸檬精油與 1 公升沸水的混合液。

蓮蓬頭

　　將 500 毫升白醋倒入塑膠袋中，加入 10 滴檸檬精油後，將袋子包在蓮蓬頭上，並在把手上打結，然後輕輕打開水龍頭，用熱水填滿袋子，但不要太多，以免溢出。這麼做是為了讓蓮蓬頭浸泡在混合液中，讓白醋去除水垢，讓檸檬精油清潔蓮蓬頭。請浸泡至少 2 小時。

浴簾

　　黴菌喜歡浴簾，當黴菌與肥皂殘留物混合後，浴簾狀況可能會變得非常糟，你只能扔掉。但是，你可以用個聰明的解決方案，讓它重獲新生：將 5 湯匙小蘇打，以及 10 滴茶樹精油倒入 1 公升熱水中，再將乾淨的海綿浸泡在混合液中，然後用力地擦拭長黴菌的區域，最後再用溫水沖洗。

水龍頭

　　混合 25 克高嶺土粉（powdered white clay）、150 毫升「神奇洗衣精」（第 104 頁），以及 30 滴檸檬精油，再將此混合物倒入一個金屬盒中，不需要遮蓋，靜置一周讓它自然風乾，一旦凝固後，即可使用這塊黏土。將海綿弄濕後在黏土塊上摩擦，再用海綿擦亮水龍頭。黏土塊摩擦過後，將金屬盒蓋打開，以便黏土塊能夠再次變乾。

廁所

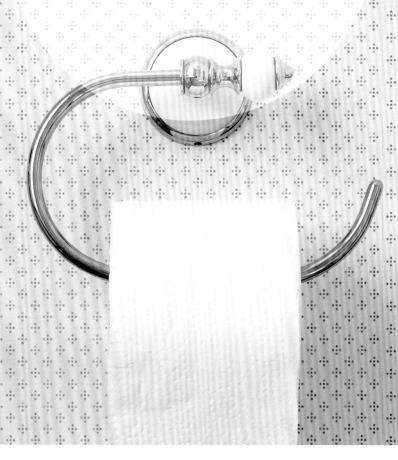

神奇廁所噴霧

配方：

500 毫升白醋、15 滴檸檬精油

將材料倒入 500 毫升噴霧瓶中，並充分搖勻混合。白醋和
檸檬精油是一組絕佳的團隊；白醋能夠去除積聚細菌和
氣味的水垢，而**檸檬精油**則發揮其殺菌、抗菌、
讓空氣清新的特性，與白醋相輔相成。

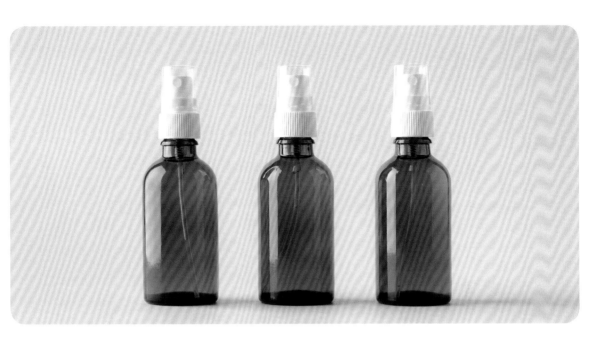

空氣清新劑

　　想待在阿爾卑斯山或普羅旺斯嗎？無論是薰衣草、迷迭香、胡椒薄荷還是檸檬精油，你都可以隨意選用其中一種來創造自己喜歡的環境。取 1/2 茶匙你所選用的精油，並用 2 湯匙 70％乙醇稀釋後，將混合液倒入 300 毫升的噴霧瓶中，再加入 200 毫升的水，並搖勻。將瓶子放在成人易於取得的高處，避免孩子碰觸。

馬桶水垢清除劑

　　這可能是我們的自製家用產品中最絕妙的產品，因為它可以單獨使用！只需要每天在馬桶邊緣噴灑即可，就這麼簡單。將 1 杯白醋、2 湯匙黑皂皂液、1/2 杯小蘇打，以及 6 滴桉油醇迷迭香精油倒入噴霧瓶中。每次使用前先搖勻。

消毒濕紙巾

　　將 100 毫升白醋、1 湯匙洗滌液和 100 毫升的水在一個碗中混合，加入 5 滴茶樹精油，以及 5 滴檸檬精油後，將混合液攪拌均勻。取 50 張厚厚的廚房紙巾，將每一張紙巾折成兩半，再把這些乾淨的紙巾放入可密封的夾鏈袋（或盒子）中，然後將混合液倒在紙巾上面，靜置 2 小時後再使用它們。定期將袋子（或盒子）倒置，讓紙巾維持精油的香氣。紙巾使用完，記得扔掉。

門把

　　找一個由棉、羊毛或任何具吸收力材質製成的舊手套，將 2 滴檸檬精油滴在手套的掌心上，然後滴 2 滴在手套手指上，用此消毒手套定期清潔門把。

衣櫥

神奇空氣清新劑

配方：
40 滴檸檬精油、150 毫升白醋、250 毫升水

將檸檬精油和醋倒入乾淨的噴霧瓶中，搖勻。
在衣櫃、衣架、架子和吊桿上噴灑此神奇空氣清新劑。
在關上衣櫃門前，再用浸泡過上述混合液的布
擦拭衣櫃門底部，這樣下一個打開衣櫃的人
就會聞到撲鼻而來清新的檸檬香。

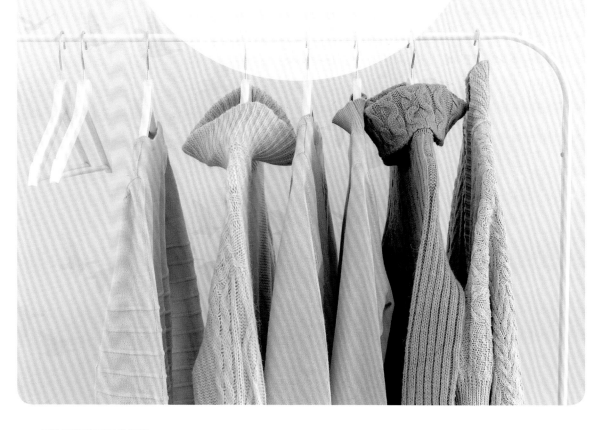

鞋子除臭劑

在 1 湯匙小蘇打中滴 5 滴薰衣草精油後，將混合物倒入襪子中，再對另一隻襪子如法炮製。把裝了除臭劑的襪子放在鞋子裡面，靜置一晚後，具除臭功能的小蘇打會擊退鞋子裡的臭味，而具淨化功能的**薰衣草精油**則會讓鞋子氣味清新。這些氣味芬芳的襪子不會對鞋子造成傷害，因此你可以長時間將它們放著。

衣物清新劑

將 1 公升的水倒入鍋中煮沸，將鍋子拿離熱源後，加入 10 滴薰衣草精油，並攪拌。將需要處理的衣物放在衣架上，並將其懸掛在熱氣騰騰的鍋子上方 10 公分處，如果是較為脆弱的布料，則需要掛在更高的位置。裊裊升起的蒸氣會包裹衣物，並賦予它薰衣草的芬芳，就像剛被清洗過一般。

小香袋

從一塊布料中裁下一個直徑約 25 公分的圓形布片後，將 2 滴薰衣草精油倒在圓形化妝棉上，並將此棉片放在剛剛裁下的圓形布片中間，然後將 2 湯匙薰衣草花（新鮮或乾燥的皆可）倒在棉片上。拉起圓形布片的邊緣後，用絲帶、拉菲草線（raffia）或線繩綁好，做成一個小袋子。可以將小香袋放入抽屜，或掛在衣架上。

運動袋／包

我們幾乎能肯定細菌們在運動包裡玩得不亦樂乎。如果你的袋子可以放進洗衣機清洗，每月至少清洗一次，同時用 1 杯白醋稀釋 10 滴茶樹精油後，把混合液添加到洗衣機的柔軟精盒裡。如果你的袋子無法水洗，請在每次使用完後噴灑前頁的神奇空氣清新劑。

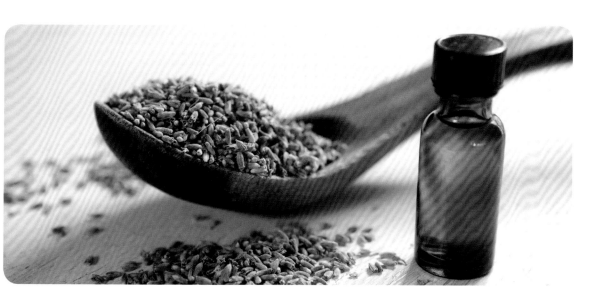

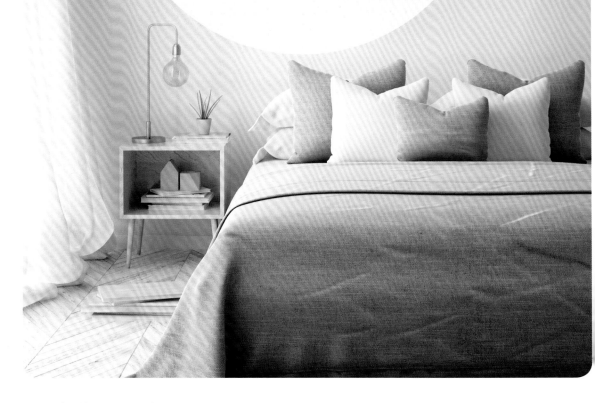

臥房

神奇空氣淨化劑

配方：

500 毫升溫水、1 茶匙小蘇打、5 滴**桉油醇迷迭香精油**

在乾淨的噴霧瓶中混合溫水與小蘇打，搖勻後，
加入**桉油醇迷迭香精油**。然後，大量噴灑以消除
令人不悅的氣味，以及殺死細菌。

無菌床單、被褥（抗流感消毒專家）

為了避免床單、被褥等用品有散播傳染病或傳遞細菌的風險，請製作此消毒液：混合 2 毫升**檸檬精油**，以及 1 毫升**桉油醇迷迭香精油**，然後按照下列方式使用。在溫水中添加 10 滴消毒液後，先將床單、枕套、睡衣浸泡在此溫水中半小時，然後以一般方式洗滌，並在洗衣機的柔軟精盒裡添加 4 至 5 滴消毒液。如果用手洗，只需在最後一次沖洗時加入 2 滴消毒液。

床單

有鑑於床單上驚人的塵蟎數量，以及眾多研究顯示床單上存在著不少可怕的微生物，是時候採取行動了。

- 每周更換一次床單。用熱水清洗床單，並將 6 滴**茶樹精油**以及 1 杯白醋的混合液，倒進洗衣機的柔軟精盒裡。
- 將 6 滴**檸檬精油**倒在乾淨的布上，然後將它和床單一塊放進滾筒式烘乾機中。
- 混合 4 滴**薰衣草精油**，以及 500 毫升去離子水，將此混合液噴灑在床單上後，熨燙床單。使用前，請先搖勻。

防蟎床墊

對抗塵蟎的戰爭即刻開打！混合新鮮檸檬汁、1 湯匙**薰衣草精油**，以及 750 毫升的水，裝入噴槍（spray gun）。每個月一次，請在一早起床後就先用噴槍噴灑床墊四周，給蟎蟲來個突襲攻擊，然後等到晚上再重新鋪床。

好眠枕頭

睡前，在枕頭上滴 2 滴**薰衣草精油**，睡前做這個小動作就可以讓你整晚安眠到天明哦！

情人節特輯

- 別出心裁的玫瑰香氛信紙：將 10 張信紙放入夾鏈袋中。將 10 滴**大馬士革玫瑰精油**滴在一小塊布上，再折疊此布料數次（這樣精油就不會直接接觸紙張）。將此布料放入裝了 10 張信紙的夾鏈袋中，拉上拉鍊並靜置 48 小時，讓精油發揮效用。
- 洗鴛鴦浴時享用的薄荷巧克力泡澡劑：先用隔水加熱法將 4 湯匙可可脂融化，再添加 2 湯匙甜杏仁基底油，並繼續攪拌。將鍋子拿離熱源後，添加 20 滴**胡椒薄荷精油**並攪拌均勻，然後將混合物倒入心形模具中，冷凍 3 小時。取下結塊的心形泡澡劑，用彩色紙巾包起來，等到浪漫時刻來臨，就可以拆兩塊放進浴缸裡。等泡澡劑完全溶解，就能享受氣味甜美的鴛鴦浴了。

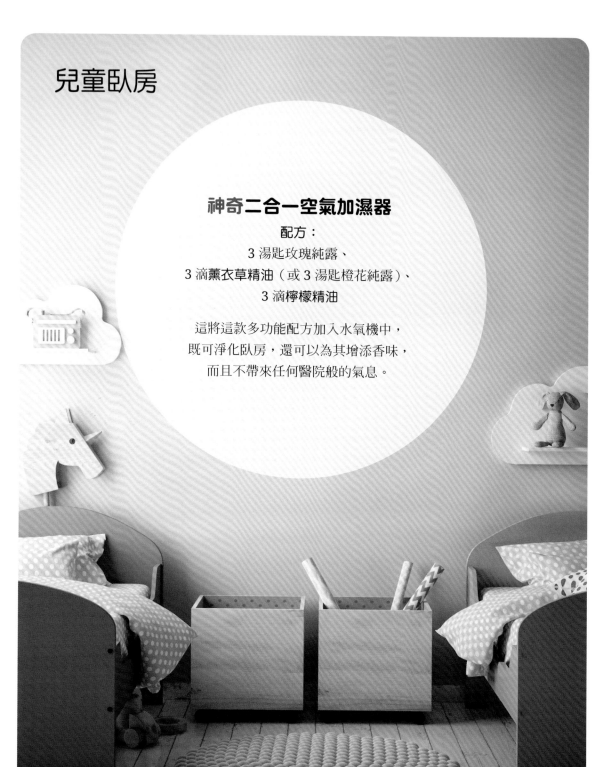

兒童臥房

神奇二合一空氣加濕器

配方：
3 湯匙玫瑰純露、
3 滴薰衣草精油（或 3 湯匙橙花純露）、
3 滴檸檬精油

這將這款多功能配方加入水氧機中，
既可淨化臥房，還可以為其增添香味，
而且不帶來任何醫院般的氣息。

女孩房

在碗裡混合 3 湯匙玫瑰純露，以及 3 滴**薰衣草精油**後，把碗放在暖氣爐上一整晚（編按：台灣讀者可改用加熱揮發式的擴香工具，如插電式擴香石）。

男孩房

在碗裡混合 3 湯匙橙花純露，以及 3 滴**檸檬精油**後，把碗放在暖氣爐上一整晚（編按：台灣讀者可改用加熱揮發式的擴香工具，如插電式擴香石）。

潔淨薰香

晚上將 10 滴薰衣草精油倒入擴香儀中，並在孩子睡前薰香 1 小時。

玩具

即使知道小寶貝們遲早會把玩具放進嘴裡，你還是會猶豫是否該用洗滌劑清洗孩子們的玩具，特別是他們心愛的泰迪熊或小被被。這裡有個替代方案：你可以在浴缸放熱水後，加入 1 杯馬賽皂片、1 杯白醋，以及 10 滴**檸檬精油**，再用手攪拌混合。然後，把玩具浸泡在混合液 30 分鐘左右，最後再用大量清水沖洗。

床墊

寶貝們的小意外常常會在床墊上立即留下痕跡，而小蘇打具有超強的吸水能力，以及超強的除臭功效，可在瞬間讓床墊上的汙漬消失於無形。即使床墊沒有汙漬，你也可以將小蘇打大量地撒在床墊上，如果有汙漬，你可以用沾了小蘇打的濕布搓去汙漬。靜置 2 小時後，再仔細地用吸塵器吸床墊，最後在床墊上噴灑幾滴**薰衣草精油**，做為床墊最終的抗菌保護層。

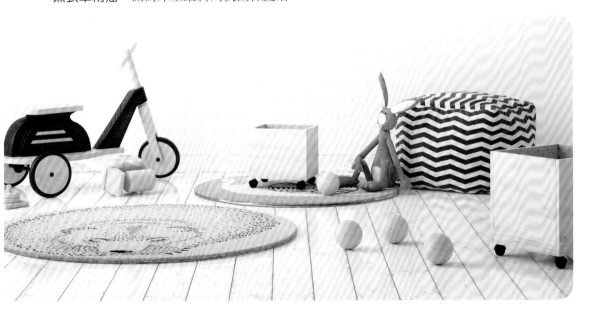

客廳

神奇地毯清新劑

配方：

300 毫升白醋、3 湯匙小蘇打、10 滴薰衣草精油、
150 毫升超強效洗滌液 (詳見第 101 頁)

- 在 500 毫升噴霧瓶中混合上述成分。當醋與小蘇打
  接觸時會產生大量且驚人的泡泡，此時切勿吸氣。

- 在地毯不起眼的角落處測試此混合液，
  並靜置 2 小時，以確保它不會損害地毯。

- 用吸塵器清潔需要清潔的地毯區域，並將混合液輕輕
  噴灑於表層。用乾淨的布沾取一些混合液
  （不要太多）後擦拭汙漬，所有汙漬皆可如法炮製。
  盡可能拉長靜置時間，再行走於地毯上；
  地毯或墊子越乾燥，效果越顯著。

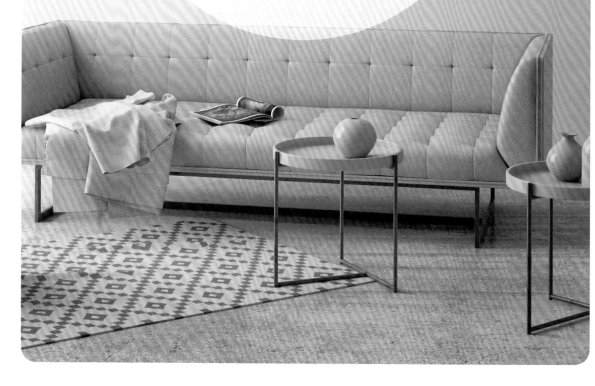

香氛吸塵器

將 10 滴薰衣草精油倒在脫脂棉球上後，放在地板上，然後用吸塵器吸起來。如此一來，之後使用吸塵器時，薰衣草的香味將取代吸塵時飄出的塵埃味。用乾燥或新鮮的薰衣草也會有同樣的效果，只要在地板上撒一些薰衣草，再用吸塵器吸起即可。

清潔皮革錶帶

手錶才戴了兩個月，怎麼皮革錶帶就有股臭味呢？這又是細菌惹的禍，因為細菌喜歡汗水，以及溫暖濕潤的區域，而這些都跑進皮革裡了。混合 2 滴檸檬精油，以及 1 茶匙身體乳液（保濕霜或潔面乳）後，倒一些混合液到化妝棉上，然後清潔錶帶內側。

檸檬清香煙灰缸

最後，有個妙方讓你可以不用再捏著鼻子清洗煙灰缸了。煙灰的氣味與洗滌液混合，再被熱水沖散開——這實在是太恐怖了！將鹽倒入煙灰缸，分量需足夠覆蓋其底部，再加入 2 滴檸檬精油，並將一些廚房紙巾捲成球狀，用它擦拭煙灰缸，然後再用熱水沖洗。

松香亮光劑

松香是許多人最愛的居家氣味中的第一名，而且亮光劑會讓我們聯想到舒適與潔淨。我們所喜愛的精油都具有家具蠟所需的特性，而松節油是從松樹脂中蒸餾出來的揮發油，可以防止感染。

將 250 克蜂蠟塊放入帶蓋的耐熱果醬罐中，並使用隔水加熱法融化。當蠟熔化後，將鍋子拿離熱源並放置室外（陽台或花園裡）或通風良好的房間裡。將 250 毫升的松節油倒入之前的果醬罐中（此時果醬罐仍浸泡在熱水鍋中）並連續攪打混合物。靜置讓蠟冷卻，再加入 10 滴薰衣草精油，以及 10 滴檸檬精油後，持續攪打混合物。當你使用此混合物為家具上完蠟並使家具閃閃發亮後，記得一定要將罐子密封起來。

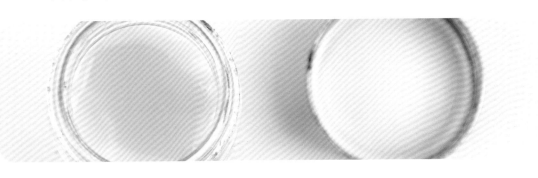

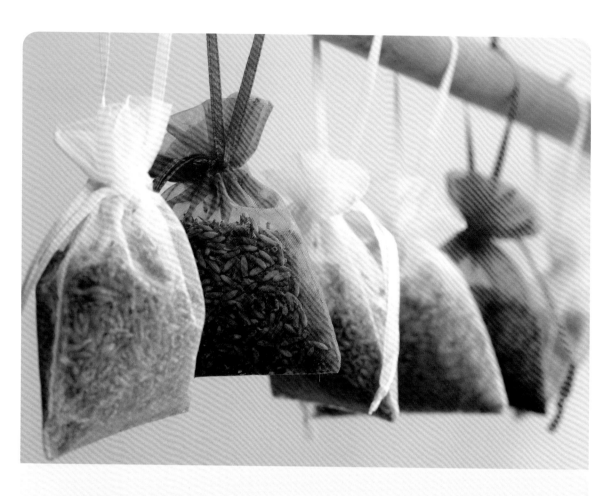

香氛袋

　　裁切出一塊 10 × 5 公分的布料，並將它對折，讓右側邊貼合在一塊。在距離邊緣 0.5 公分處將布料的三個邊（兩個長和一個寬）縫合起來。將小袋子從右側的開口翻出，並把它燙平。將你選擇的乾燥花或混合花瓣裝填至小袋子到四分之三處。剪下一條 16 公分的緞帶或繩子，在袋子的開口端纏繞三次，然後打個雙環結（double knot）。可試著用下列的芳香填料製作香氛袋，並把它們放在漂亮的玻璃碗，或裝飾精美的糖果罐或餅乾罐中。

三種香氛填充物

* 花田香氛袋：1 把薰衣草花 + 2 滴薰衣草精油
* 花園香氛袋：1 把玫瑰花瓣 + 2 滴大馬士革玫瑰精油
* 小花壇香氛袋：1 把切碎的馬鞭草葉 + 2 滴胡椒薄荷精油

空氣清新劑

在噴霧瓶中混合 200 毫升的水、200 毫升濃度 60% 的乙醇，以及 30 滴薰衣草精油。每次使用前先搖晃瓶子，早上時，先讓房間通風後再噴灑。

速成香氛乾燥花

取 2 顆萊姆以及 3 顆柑橘（如果可以，最好是有機的），將它們切成兩半，並在每一半黏 3 顆丁香，再將它們放在漂亮的盤子或空魚缸中，然後倒入 10 滴檸檬精油。可以將你的「乾燥花」放在靠近熱源處，像是壁爐、暖氣爐或陽光下。

富含維生素的窗戶清潔劑

將 250 毫升去離子水，以及 150 毫升白醋倒入噴霧瓶中，混合均勻，再加入 5 滴檸檬精油，搖勻。使用方式和市售的窗戶清潔產品一樣，用乾淨的布或廚房用紙巾沾取混合液擦拭即可。這款清潔配方能讓窗戶潔淨、無菌，並且不易讓灰塵附著。

小地毯清潔劑

麵包屑、動物毛髮，或是從外面沾黏回來、各種雜七雜八的小東西，讓小地毯成了細菌的避風港。含精油的自製乾洗劑可以在幾小時內，輕輕鬆鬆去除所有這些小東西。將 200 克小蘇打，以及 40 滴茶樹精油倒入有蓋子的塑膠容器中，接著將容器蓋上，搖勻後靜置 8 小時，讓小蘇打充分吸收精油。使用時將粉末塗抹在小地毯上，如果願意的話，你也可以將小地毯折疊起來後，在上面走踏，以確保混合物完全穿透到地毯的纖維裡，然後讓小地毯維持此狀態 4 小時。就像一般的乾洗劑一樣，小蘇打會吸收油脂和氣味，而精油會殺死細菌，最後再用吸塵器吸過小地毯一次即可。

驅除蜘蛛噴霧劑

你已經把蜘蛛從牠們最喜愛的廁所和天花板角落驅除了。現在，你只需要在脫脂棉球上滴 2 滴薰衣草精油，然後將它們放在家裡蜘蛛常出沒的位置即可。如果光是看到一隻蜘蛛的身影就令你反感，不如就改用噴霧吧！將 1 茶匙薰衣草精油倒入噴霧瓶後，再灌滿濃度 70% 乙醇即可。

驅趕蒼蠅

非常幸運的是，蒼蠅討厭薰衣草的氣味。將 200 毫升的水倒入噴霧瓶後，加入 10 滴薰衣草精油，搖勻，然後再噴灑於窗戶以及門的頂部和邊緣，蒼蠅就會離得遠遠的了。

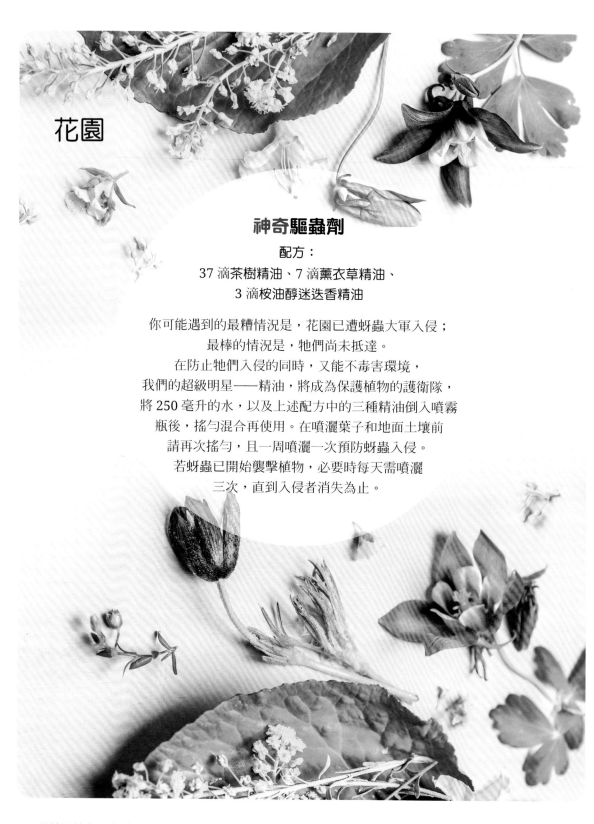

花園

神奇驅蟲劑

配方：

37 滴茶樹精油、7 滴薰衣草精油、
3 滴桉油醇迷迭香精油

你可能遇到的最糟情況是，花園已遭蚜蟲大軍入侵；
最棒的情況是，牠們尚未抵達。
在防止牠們入侵的同時，又能不毒害環境，
我們的超級明星——精油，將成為保護植物的護衛隊，
將 250 毫升的水，以及上述配方中的三種精油倒入噴霧
瓶後，搖勻混合再使用。在噴灑葉子和地面土壤前
請再次搖勻，且一周噴灑一次預防蚜蟲入侵。
若蚜蟲已開始襲擊植物，必要時每天需噴灑
三次，直到入侵者消失為止。

遏止螞蟻大軍

螞蟻大軍可不是開玩笑的啊！只要一縱隊螞蟻就可以清光你的食物櫃。因此，是時候拿起武器擺脫牠們了：將 250 毫升濃度 40% 的乙醇倒入噴霧瓶中，再加入 5 滴薰衣草精油，以及 10 滴胡椒薄荷精油後，搖勻。以此混合液沿著螞蟻行經路線每天噴灑幾次，連續數天。

驅逐蚊子

蚊子不喜歡薰衣草或胡椒薄荷的氣味，所以，你可以藉由混合這兩種精油來驅逐牠們。將兩種精油以 1：1 的比例倒入擴香儀中，並薰香 20 分鐘。

使木頭製品煥然一新

日曬雨淋讓花園裡的木製野餐桌椅褪去光芒，不過，只要一些些富含維生素的保養劑，就可以讓它們煥然一新。將新鮮檸檬汁倒入碗中，然後加入 1 茶匙橄欖油，以及 5 滴檸檬精油後，混合均勻。將布料浸泡在混合液中，然後沿著木紋方向擦拭桌子，最後再用雞毛撣子擦拭，使其光亮。如果覺得成效不錯，你也可以在木製椅子上試試！

迎賓門墊

如果希望門墊可以有效防止塵土進入房子，你必須時常整理它，這不是什麼大祕密。將 200 克小蘇打倒入碗中，然後再混合 20 滴桉油醇迷迭香精油，將此混合物撒在門墊上，然後用力在門墊上踩踏，以幫助混合物滲透到纖維裡。靜置 20 分鐘後，用硬刷使勁地刷，最後再用吸塵器吸過一遍就大功告成啦！

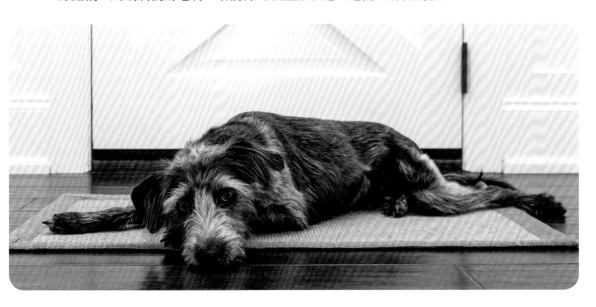

改善寵物的生活

神奇防治跳蚤調理劑

配方（給狗狗的）：

5 滴茶樹精油、5 滴薰衣草精油、2 ～ 4 茶匙橄欖油

給狗狗的：在橄欖油中稀釋上述精油，橄欖油的量請依照
狗狗的體型調整：大型犬為 2 茶匙，小型犬最多可到 4 茶匙。
充分混合後，將此調理劑塗抹於毛髮上，小心避開眼睛、鼻子、
嘴巴和外陰部。若狗狗的的項圈或領巾是由吸收力強的材質製成，
你也可以改成滴幾滴調理劑在項圈或領巾的表面。

給貓咪的：貓咪無法忍受精油的味道，請試著改噴
氣味較溫和的薰衣草純露。

特別注意！不論貓狗都不可以攝食精油，這可能會
造成嚴重的後果。如果你的毛小孩明顯對精油和
純露的氣味感到抗拒，切勿使用於牠們身上。

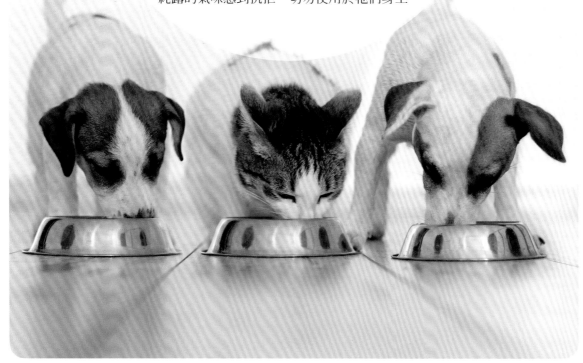

全部洗香香的寵物玩具、碟子、籠子

用這缸香氛水清洗的寵物玩具和用品都能夠清潔、無味。根據清洗量，選擇在盆子或浴缸裡加滿熱水後，倒入 4 湯匙小蘇打以及 5 滴茶樹精油，並將所有東西浸泡半小時，最後再用清水沖洗。

寵物急救

如果你的狗狗身上有割傷或是皮膚紅腫，不要擔心，你可以用薰衣草精油為牠緩解不適。在噴霧瓶裡混合 30 滴薰衣草精油，以及一杯水（小型犬則需視體型減少精油量）。也可以在一茶匙橄欖油中，滴幾滴薰衣草精油，塗抹於傷口或瘡口上。若是貓咪的話，請改用高品質的純露試試看，因為貓咪對精油的味道非常敏感。

防止狗狗襲擊花園植物

你才剛為新買的植物解開外包裝，你家毛小孩就在一旁等著給它來個「洗禮」嗎？你可以這麼做：將 500 毫升的水，以及 20 滴薰衣草精油倒入噴霧瓶後，搖勻之後噴灑在花圃，以及你家毛小孩所瞄準的那盆植物上。

若為時已晚……

他是在報復，或者純粹只是個意外呢？無論如何，你的狗狗已經用尿液標記領土範圍了，這氣味可是難以清除的。這時你可以這麼做：將 2 茶匙小蘇打倒入一個中等大小的盆子裡，然後加白醋到盆子約四分之三處（你需要一些空間讓混合物起泡），再加入 3 滴薰衣草精油，混合均勻。將乾淨的布料浸泡在混合液中，然後擦拭受影響的區域，最後用溫水沖洗。當擦洗的區域乾燥後，有需要可以用吸塵器將小蘇打的殘留物吸乾淨。

寵物的精油護髮

是否該讓你的寵物享受一下精油護髮呢？讓你的狗狗聞過六種精油後，挑出牠最喜歡的一種，滴幾滴到牠平常用的沐浴乳。至於你的貓咪，請改用純露讓牠挑選，再噴灑於牠的毛上，並用梳子好好梳理。

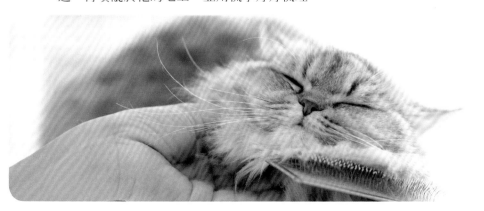

加碼補充 10 款精油

　　你在了解我們所推薦六款必備精油的強大特性後，可能還會想更進一步探索。因此，我們在這加碼補充另外十款最受歡迎的精油，以及它們的主要特性與用途。而且，這些精油也都可以從專門販售天然藥草產品的實體商店或網路商店買到啦！

佛手柑（Bergamot，學名：Citrus bergamia）
主要特性：消炎、鎮痛、皮膚癒合、除臭、鎮靜、抗抑鬱。
可用於：緩解疼痛、解熱退燒、緩解消化問題、清除胸悶。

尤加利（Eucalyptus，學名：Eucalyptus globulus）
主要特性：淨化、消炎、緩解充血、抗菌。
可用於：緩解鼻塞和鼻竇壓力、控制咳嗽、緩解喉嚨痛、緩解關節和肌肉疼痛。

乳香（Frankincense，學名：Boswellia carterii）
主要特性：殺菌、收斂、抗菌、增強免疫系統。
可用於：緩解壓力和焦慮、治療支氣管炎和重度咳嗽、癒合以及減少疤痕和皮膚擴張紋。

生薑（Ginger，學名：Zingiber officinale）
主要特性：止吐、助消化、鎮痛、殺菌、除脹氣、興奮。
可用於：緩解噁心感、增強注意力、改善情緒、減輕壓力、減輕焦慮和疲勞。

茉莉（Jasmine，學名：Jasminum grandiflorum）
主要特性：抗抑鬱、殺菌、催情、解痙攣、鎮痛。
可用於：緩解抑鬱症、治療乾燥或敏感皮膚、減輕疲勞、緩解分娩疼痛。

柑橘（Mandarin，學名：Citrus reticulata）
主要特性：殺菌、解痙攣、助消化、鬆弛神經、鎮靜、調理滋補。
可用於：治療痤瘡和其他皮膚狀況、癒合疤痕、緩解失眠、減少壓力、減少皺紋。

沒藥（Myrrh，學名：Commiphora myrrha）

主要特性：抗發炎、殺菌、收斂、祛痰。

可用於：緩解充血、支氣管炎、緩解喉嚨痛和咳嗽、減少胃腸脹氣、舒緩口腔和牙齦疾病。

橙花（Neroli，學名：Citrus aurantium）

主要特性：抗抑鬱、殺菌、催情、皮膚癒合、助消化、調理滋補。

可用於：緩解抑鬱和失眠、治療皮膚問題（包括疤痕、皮膚擴張紋和熟齡肌膚）。

歐洲赤松（Pine，學名：Pinus sylvestris）

主要特性：抗菌、緩解充血、利尿、抗病毒、抗菌、興奮。

可用於：預防感染、促進血液循環、緩解肌肉僵硬。

檀香（Sandalwood，學名：Santalum album）

主要特性：收斂、殺菌、抗病毒、抗發炎、祛痰。

可用於：治療支氣管炎和喉炎、緩解壓力和抑鬱、緩解尿道感染、幫助皮膚癒合。

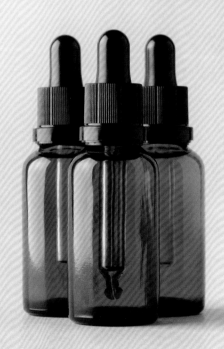

書內圖片來源

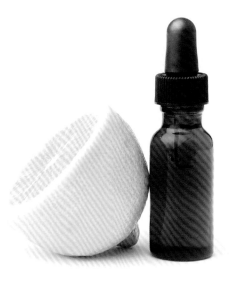

國家圖書館出版品預行編目 (CIP) 資料

跟法國芳療天后學保養：6 款必備精油,300 種實用配方, 從個人美容
紓壓, 到全家身心照護都能搞定 / 丹妮兒 . 費絲緹 (Danièle Festy) 著
; 心意譯 . -- 初版 . -- 臺北市：遠流, 2019.08
　　面；　公分
譯自：6 essential oils you can't do without
ISBN 978-957-32-8609-7(平裝)
1. 芳香療法 2. 香精油
418.995　　　　　　　　　　　　　　　　　　　108010872

跟法國芳療天后學保養：

6 款必備精油，300 種實用配方，
從個人美容紓壓，到全家身心照護都能搞定

作　　　者：丹妮兒・費絲緹

譯　　　者：心意

總 編 輯：盧春旭

執行編輯：黃婉華

行銷企劃：鍾湘晴

封面設計：Ancy PI

內頁排版：邱方鈺

發 行 人：王榮文

出版發行：遠流出版事業股份有限公司

地　　　址：臺北市南昌路 2 段 81 號 6 樓

客服電話：02-2392-6899

傳　　　真：02-2392-6658

郵　　　撥：0189456-1

著作權顧問：蕭雄淋律師

ISBN：978-957-32-8609-7

2019 年 8 月 1 日初版一刷

定價 新台幣 390 元（如有缺頁或破損，請寄回更換）

6 ESSENTIAL OILS YOU CAN'T DO WITHOUT

Text Copyright © Danièle Festy/Leduc.s Éditions 2017

First published in France in 2017 by Leduc.s Éditions as Les 6 Huiles Essentielles Indispensables

Traditional Chinese translation rights arranged with EDDISON BOOKS LTD/ Leduc.s Éditions through The Grayhawk Agency.

Traditional Chinese translation copyright © 2019 by Yuan-liou Publishing Co.,Ltd.

ylib.com 遠流博識網　http://www.ylib.com
　　　　　　　　　　　　Email: ylib@ylib.com